胃中无幽，健康无忧

幽门螺杆菌

李兆申

主编

U0247345

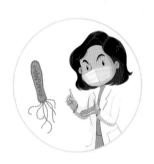

上海科学技术出版社

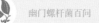
图书在版编目（CIP）数据

胃中无幽，健康无忧 ：幽门螺杆菌百问 / 李兆申主编 . -- 上海 ：上海科学技术出版社，2023.3
ISBN 978-7-5478-6080-9

Ⅰ. ①胃… Ⅱ. ①李… Ⅲ. ①幽门螺旋菌-螺杆菌感染-诊疗-问题解答 Ⅳ. ①R573.6-44

中国国家版本馆CIP数据核字(2023)第035087号

_____

胃中无幽，健康无忧
幽门螺杆菌百问

主编　李兆申

上海世纪出版(集团)有限公司
上海科学技术出版社　　出版、发行
（上海市闵行区号景路159弄A座9F-10F ）
邮政编码201101　www.sstp.cn
上海中华印刷有限公司印刷
开本 889×1194　1/32　印张 4.75
字数 120千字
2023年3月第1版　2023年3月第1次印刷
ISBN 978-7-5478-6080-9/R·2708
定价：38.00元

_____

本书如有缺页、错装或坏损等严重质量问题，请向印刷厂联系调换本书包含7个部分，采用一问一答的形式，解答了与老百姓生活息息相关的幽门螺杆菌的100个问题，全面介绍了幽门螺杆菌的发现、传播途径、致病机制、检测手段、治疗和预防等知识，内容充分展示了国内外最权威的临床成果和专家共识，融合了最新的研究热点。本书以通俗易懂的语言，图文并茂地将幽门螺杆菌的知识、形象化地展示在大众面前，以期提升全社会对幽门螺杆菌的认识水平。

　　本书是在国内多名幽门螺杆菌研究领域的消化病学专家的指导下，由国家消化系统疾病临床医学研究中心工作在临床一线的博士团队编写的。作者秉承"大专家做大科普"的理念，从百姓需求的角度，力图打造一本严谨、新颖、亲民和实用的幽门螺杆菌科普书。

　　1984 年，两位澳大利亚医生 Marshall 和 Warren，发现并证实幽门螺杆菌可以引起多种胃部疾病（如慢性胃炎、消化道溃疡病和胃癌等）。近 40 年来，围绕幽门螺杆菌的科学研究从未间断，基本上阐明了其致病机制、传播途径、检测方法及根除治疗方案等。清除幽门螺杆菌后不仅能治愈胃病，降低其复发率，甚至能够预防胃癌的发生，使全球广大消化病患者从中获益。因此，为了表彰他们在这个领域做出的巨大贡献，2005 年他们被授予诺贝尔生理学或医学奖。

　　目前认为，幽门螺杆菌感染是明确的传染性疾病，我国是幽门螺杆菌高感染国家，感染率达 40%～50%，感染家庭超过 60%，患者感染之后不经治疗很难自愈。因此，2021 年美国宣布幽门螺杆菌为胃癌发生的重要致癌因子，引起社会各界极大的关注。然而，全面、系统且通俗易懂的关于幽门螺杆菌的科普读物一直不多，社会层面对幽门螺杆菌的认识上仍存在一定误区。为了向大众传播幽门螺杆菌的医学知识，消除误解，回应老百姓对幽门螺杆菌的关注，本书应运而生。

　　近十年，我国卫生健康领域取得了令人瞩目的成果，百姓的健康水平显著提升，人均寿命增长到 78.2 岁。《"健康中国 2030"规划纲要》中更是提出实现全人群、全生命周期的慢性病健康管理，总体癌症 5 年生存率提高 15%，人均预期寿命突破 79 岁的目标。因此，提高我国国民对幽门螺杆菌的认识，对降低感染率、提升我国胃癌的整体预防效果，有十分重要的价值和意义。

　　国家消化系疾病临床医学研究中心（本书的牵头编撰单位）秉承着"大专家做大科普"的理念，响应社会面的健康关注，向广大群众普及医学知识。本书由热心科普的国内消化领域专家牵头，组织海军军医大学附属长海医院的消化领域博士团队，根据目前国内外最新的科研成果和专家共识，结合幽门螺杆菌细菌耐药、居家防控等当前的热点问题，为广大群众答疑解惑，让人们更全面地认识和防控幽门螺杆菌，最终实现"胃中无幽，健康无忧"。

在本书付梓之际，我们衷心感谢为本书出版付出心血的全体指导专家以及撰写人员。大家在每日繁忙的临床和科研工作之余，牺牲自己的休息时间，将深奥的科学知识融汇贯通，提炼成为通俗易懂的内容，并通过不断地打磨修改，形成这样一本"想民之所想，言医之所言"的科普作品。尽管本书编者团队中高手云集，但幽门螺杆菌的相关科研领域博大精深，研究成果日新月异，团队学识总有不足之处，书中白璧微瑕在所难免，恳请广大读者不吝指教，以便再版时更正。

李兆申

二〇二二年十一月

目录

一、幽门螺杆菌发现的轶闻

1

登上过"诺贝尔奖"名单的超级细菌（上）

它是一种神秘的细菌，科学家用了 90 多年才揭开了它的"面纱"。

它是一种顽强的细菌，在恶劣的环境中亦能"独善其身"。

它是一种有害的细菌，被国际科学界公认为明确致癌物质。

然而，它并不罕见，甚至在全世界范围内传播广泛，特别是在我们中国，它早已"飞入寻常百姓家"。

它就是大名鼎鼎的幽门螺杆菌（Hp），一种可以在强酸环境（pH ＜ 3）中长期存活的传染性致病菌。你可能不知道，这种细菌可是微生物届的大明星，两位发现它的科学家还因此获得了"诺贝尔奖"。然而，它的发现之路却是荆棘塞途，几经波折。

胃酸是我们胃里酸度极高的一种消化液，一直以来，人们不相信有任何微生物能生存在胃酸之中。事实上，早在 1903 年就曾有科学家在人体胃组织中发现一种螺旋形细菌的蛛丝马迹，然而当时"胃酸是强酸，不可能有细菌存活"的观点深入人心，这种小小的细菌就这么逃过了追查。

历史的车轮最终迎来了两位兼具严谨和奉献精神的"幸运儿"：一位名不见经传的病理科医生 Warren 和一个初出茅庐的年轻住院医生 Marshall。

20 世纪 70 年代后期，纤维胃镜开始在临床上使用，医生可以获得胃部的活检标本，这两位医生在患者的胃活检样本中多次观察到了这个身份未明的细菌。为了证实细菌的身份，两位严谨的医生试图通过传统的 48 小时细菌培养法分离出这种细菌，但是进行了 34 次试验都失败了。在追求真理的道路上，他们没有气馁，马不停蹄地开始了第 35 次培养。这次培养时值 1982 年 4 月的复活节，由于节假日的耽误，Marshall 医生在 5 天的假期后惊喜地发现培养皿上长满了菌

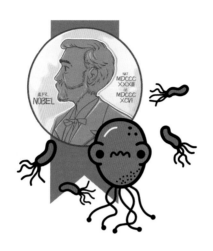

落——神秘的细菌终于成功地被培养出来了！他们发现该细菌生长非常缓慢，其最佳培养时间是 3～5 天，之所以前面 34 个标本未能培养成功，是因为培养皿仅孵育了 48 小时就被过早丢弃的缘故。

2

登上过"诺贝尔奖"名单的超级细菌（中）

两位医生兴奋地将这种细菌的发现撰写成论文，准备向全世界展示，正是这种细菌感染导致胃溃疡的发生。可是这个当时看来"离经叛道"的观点并没有被学术界接纳，没有任何一个医学杂志或学术论坛愿意接收他们的研究成果。很多学者质问他们，如果这个细菌真实存在，为什么有的人感染了却不会出现任何症状？为了直面各方质疑，捍卫自己的观点，年轻气盛的 Marshall 决定"以身试菌"。

1984 年，Marshall 给自己做了一次胃镜，在确定了自己没有感染幽门螺杆菌后，他把一杯含有幽门螺杆菌的 50 mL 培养液一饮而尽。到了第 5 天，症状开始出现了：胃不舒服，伴有连续的呕吐，且伴有严重的口臭。他的妻子劝说他赶快进行治疗，可他却想着要做更多详细的试验和观察，坚持不进行治疗。试验的第 10 天，Marshall 给自己进行了第二次胃镜检查，发现此时胃黏膜已经发生了炎症改变，他试着培养自己胃黏膜的细菌，果然培养出了幽门螺杆菌。他用自己为科学献身的疯狂举动向世界证明了幽门螺杆菌对人体胃黏膜的致病作用。

事实上，在未知的情况吞下细菌是十分危险的。不过，机智的 Marshall 并不是毫无准备。他吞下的细菌来自一位之前被他用抗生素疗法治愈的胃溃疡患者。Marshall 很自信自己也能逢凶化吉。果然，用同样的疗法，他很快便有了好转。

不久后，新西兰的 Morris 医生也自愿喝下幽门螺杆菌培养液，用自己做试验。试验同样导致了胃炎的发生，不幸的是 Morris 的感染未能被根治，最终发展成慢性感染和慢性胃炎。

一石激起千层浪，当时已经流行多年的胃炎和消化性溃疡发病机制面临巨大挑战，幽门螺杆菌才是"元凶"。越来越多的证据也显示了这个假说的正确性。消化性溃疡病也因此成为一种可通过抗生素治愈的疾病。

接下来的十多年里，以 Marshall 医生为代表的众多科研工作者继续深入围绕幽门螺杆菌开展着研究，相关的研究成果也如雨后春笋般问世。幽门螺杆菌与慢性胃炎、胃癌等胃部疾病的关系一步步被揭示。

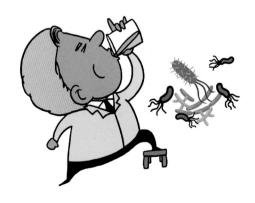

3

登上过"诺贝尔奖"名单的超级细菌（下）

1994 年，世界卫生组织下属国际癌症研究机构将幽门螺杆菌列为胃癌的 I 类致癌因子。

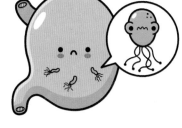

由于在幽门螺杆菌致胃病方面的重大发现，2005 年 Marshall 和 Warren 被授予诺贝尔生理学或医学奖。

2021 年，美国公共卫生服务部发布的第 15 版致癌物报告中将幽门螺杆菌列为明确致癌物。

那么幽门螺杆菌到底为何如此重要，引发如此重大的关注和讨论呢？

首先是幽门螺杆菌的传染性。它主要通过口-口传播，家庭成员之间互相传染的情况十分普遍。多数幽门螺杆菌感染者并无症状和并发症，但几乎均存在慢性活动性胃炎。感染者中约 15%～20% 发生消化性溃疡，约 5%～10% 发生消化不良，约 1% 发生胃恶性肿瘤。正是由于幽门螺杆菌的发现，人们对胃炎和消化性溃疡发病机制有了新的理解，溃疡不再是原先理解的难以治愈、反复发作的慢性病，只需要用短疗程的抗生素加上抑酸药就可以彻底治愈。不仅如此，对幽门螺杆菌的有效治疗和预防也能极大降低人们罹患胃癌的风险。

诺贝尔奖评审委员会如此评价："幽门螺杆菌的发现加深了人类对慢性感染、炎症和癌症之间关系的认识"。

科学的精神就是以不断延续的足迹探索新的领域，这一发现启发人们去探索更多微生物与其他慢性疾病的关系，一步步揭开生命科学的奥秘。

二、幽门螺杆菌的画像

4

为什么叫它"幽门螺杆菌"

微生物的命名在很大程度上描述了这些微生物的主要生活环境和基本形态，能够帮助我们更加便捷地识别和分类微观世界中各类细菌，更好地了解他们对人体的影响。

幽门螺杆菌为什么叫做"幽门螺杆菌"呢？实际上，幽门螺杆菌的命名可以拆分为 2 个部分——"幽门"和"螺杆菌"。

目前接受度最广泛的说法是：因为这种细菌主要生存于人体的胃内，特别是胃的幽门部位，因此而得名"幽门"。而"螺杆菌"也是

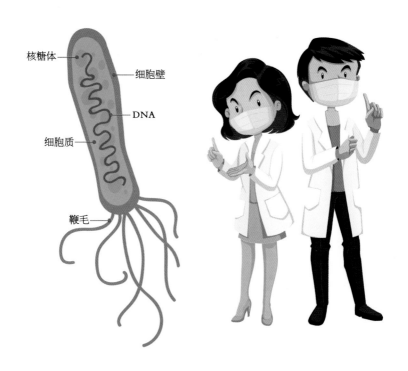

核糖体

细胞壁

DNA

细胞质

鞭毛

它重要的特征之一，幽门螺杆菌的"身体"呈弯曲状，通常具有 5～6 根鞭毛，提供它们进行运动的动力。这样命名既明确指出了此类细菌的基本形态，便于我们在显微镜下识别，又与它的很多生物学行为息息相关，幽门螺杆菌能够损伤胃黏膜和诱发胃溃疡等疾病，很大程度上也要归功于它的形态。

幽门螺杆菌的英文名称为 Helicobacter pylori，与每个人英文名的写作方式一样，它的"姓氏"是幽门，即 pylori，在英文名写作时放在最后；而"名字"Helicobacter（螺杆菌）则在英文写作时放在前方。"幽门螺杆菌"这个中文名称也收入全国科学技术名词审定委员会公布的术语中。与人类的姓名简称一样，幽门螺杆菌的英文名也可简写为"H. pylori"，或者更常用的"Hp"。所以，当医生提到"Hp"，我们不要误认为那是惠普电脑。目前全球可能已经有超过一半的人胃里都感染了它，对于这些人来讲，它的重要性可比惠普电脑大多了。

5

幽门螺杆菌的一生

幽门螺杆菌最初在 1982 年被 Warren 和 Marshall 两位科学家成功发现并培养，其是人体慢性活动性胃炎、消化性溃疡和胃癌的重要致病因素。但是幽门螺杆菌的历史可不止起源于 1982 年，科学家利用基因模拟的方法预测出，幽门螺杆菌起源于 58 000 年前的东非，它长久以来一直伴随着人类的演化。考古学家也发现，早在 5 000 多年前的木乃伊身上也存在着幽门螺杆菌，说明从那个时候开始，它就已经与我们人类有了"亲密接触"。

除了在胃部生长活动以外，幽门螺杆菌同样可以在结肠和肝脏等部位生长发育并引起炎症。幽门螺杆菌一般呈弯曲状，具有 5～6 根

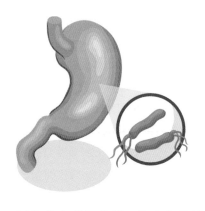

鞭毛作为他们的运动器官，但是在应激情况下，它们可由螺旋状变成球状，进入休眠状态，以此抵御不佳的生存环境。

需要指出的是，幽门螺杆菌在发达与发展中国家和地区的人群流行程度存在较大区别，前者仅为25%～50%，而后者可达90%，它们可通过人与人的直接接触和受其污染的水进行传播。其生存依赖微氧和二氧化碳环境，这也是造成其迟迟未能被人工成功培养的主要原因。一旦幽门螺杆菌成功定居于胃部，除非经过规范的杀菌药物治疗，它们将终生定居于我们的体内。

6

幽门螺杆菌为什么能够抵御胃酸的腐蚀

胃是我们消化食物的重要器官，几乎所有食物都无法抵御胃酸的溶解和消化。除了食物以外，各种微生物在胃内的强酸环境中也都无法生存。但是，幽门螺杆菌却不惧胃酸的"腐蚀"，而且还能在胃内"安家筑巢"，这是为什么呢？

幽门螺杆菌的最佳生长环境的酸碱度 pH 在 5.5～8.0 之间，但它可以短时间暴露于 pH 低于 4 的高酸度环境。它有一套成熟完整的机制应对胃腔内的酸性环境，胃的上皮细胞分泌的黏液能够为幽门螺杆菌形成保护屏障，保护其免受胃壁细胞分泌的胃酸影响。此外，它的多根鞭毛具备运动能力，有助于帮助其移动到达上皮细胞表面，同时克服胃蠕动和食物等其他因素的排空作用。超微结构研究发现，鞭毛被细菌外膜延伸的鞘覆盖，这可以保护鞭毛结构免受胃内容物的影响。

胃黏膜上皮表面存在着尿素和碳酸氢盐两种化学物质，而幽门螺杆菌特别喜欢找它们"玩"。幽门螺杆菌可以产生尿素酶，将尿素和碳酸氢盐水解成碳酸和两个氨分子，如此便可以增加其周边环境的pH，即降低酸度，最终达到保护自己免受胃酸威胁的目的。当其周围环境的pH降低（即胃酸增多）时，幽门螺杆菌还可在一定范围内成倍地提高尿素酶的活性，以保持其生活环境一直处于一个适宜的酸碱度。为了增加尿素酶的产生，幽门螺杆菌还可以调节人体的免疫功能以协助产生尿素酶。除了直接改变局部pH外，尿素酶在破坏胃上皮细胞的紧密连接中也起作用，这也在一定程度上抑制了胃壁细胞的泌酸能力。

此外，幽门螺杆菌感染相关的胃炎也可能会导致胃酸分泌的减少，来进一步提高胃内的pH（减弱酸环境），从而进一步提高幽门螺杆菌对酸的适应性。

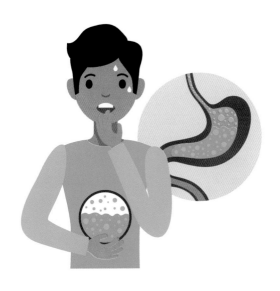

7

幽门螺杆菌是如何破坏胃黏膜"长城"的

幽门螺杆菌主要定植于胃黏膜内层，呈斑片状分布，主要分布在胃窦部，较少分布于胃底部。它能够在高浓度的胃酸和消化酶环境下存活，更可以在胃黏膜内渗透、浸润和增殖，导致慢性组织损伤和酸分泌受损。如果没有得到有效治疗，这种感染会终生存在。

幽门螺杆菌能够通过与宿主细胞受体发生相互作用而附着在胃上皮黏膜表面，避免因蠕动和胃排空而移位，随后深入黏膜并到达胃黏膜的更深层。它的鞭毛形态和极性运动方式为持续深入定植于胃上皮细胞提供了机械优势。

定植后，幽门螺杆菌可破坏胃黏液层，释放酶和毒素，从而引发宿主炎症反应和随后的组织损伤。损伤胃黏膜主要依赖毒力因子，其中最重要的是细胞毒素相关蛋白 A（CagA）和空泡变性毒素 A（VacA）。CagA 通过特定细菌分泌装置进入细胞，可导致宿主细胞基因表达发生大量变化；CagA 阳性的幽门螺杆菌感染更容易引起胃溃疡和胃癌。而 VacA 是一种空泡细胞毒素，存在于所有幽门螺杆菌中，

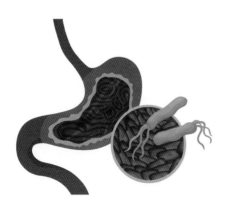

可在宿主细胞膜中形成孔，损害线粒体，可诱导细胞空泡化和凋亡。此外，幽门螺杆菌的中性粒细胞激活蛋白可依靠胞吞作用穿过内皮，诱导白细胞黏附，间接产生损伤作用。

此外，幽门螺杆菌进入胃上皮后会引起强烈的免疫反应，但这些反应不仅无法杀灭它，

还导致黏膜损伤，带来长期的慢性病理变化。幽门螺杆菌在体内的长期存在依赖于对固有免疫和适应性免疫系统的逃避。幽门螺杆菌可诱导巨噬细胞中线粒体介导的细胞死亡，激活 CagA 来抑制中性粒细胞和单核细胞的杀菌作用，并通过诱导免疫反应来逃避 T 细胞免疫。

8

胃酸竟然是幽门螺杆菌的"得力帮手"

在感染人群中，每年约有 1% 的患者发生消化性溃疡。即使没有发生消化性溃疡，长期因幽门螺杆菌感染导致的胃炎也可引发胃黏膜萎缩和肠化生，是胃癌发生的重要癌前病变。幽门螺杆菌是公认导致消化性溃疡和胃癌的原因，并于 1994 年被国际癌症研究机构归类为 I 类致癌因子。

在实际致病过程中，特别是消化性溃疡中，胃酸不仅未对幽门螺杆菌造成任何实质的伤害，而且更与病菌一道加重了对胃黏膜的损伤作用。

客观上，胃内高度的酸性环境在消灭绝大多数病菌使我们身体免受各类病原体伤害的同时，也在一定程度上为幽门螺杆菌的生存发展保留了一方广阔的胃内"天地"。

面对杀伤力巨大的胃酸，胃黏膜演化出一套完整有效的抗酸侵蚀的防护措施，就像筑起一道坚强壁垒。一方面将胃酸隔绝在胃内消化食物，一方面保护黏膜细胞正常工作。这样，胃就像一间结构完好的房间，可以很好地抵抗胃酸这个"风雨"的侵袭，但是幽门螺杆菌却能破坏房间的完整

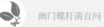

性，此时胃酸的侵袭作用就被放大，房间开始"漏风漏雨"，最后直接涌入房间内，对房屋结构造成更大的伤害。

幽门螺杆菌在胃中的不同位置，可导致不同的疾病。以胃窦为主的胃炎，导致胃窦黏膜细胞分泌的生长抑素减少，进而导致胃泌素产生过多，最终导致胃酸分泌的增加，这种情况往往会导致十二指肠溃疡。而以胃体为主的胃炎则主要导致胃溃疡和胃癌的风险增加。

9

幽门螺杆菌有哪些毒力因子"帮凶"

幽门螺杆菌不仅是引起慢性胃炎、消化性溃疡的"元凶"，也是胃癌最重要的"致癌因素"之一。在胃内强酸性环境中，幽门螺杆菌能够生存，并损伤胃黏膜、引起一系列疾病，靠的就是自身产生的多种毒力因子"帮凶"。这些毒力因子可以说是幽门螺杆菌的"三头六臂"。

在幽门螺杆菌众多的毒力因子中，细胞毒素相关蛋白 A（CagA）和空泡变性毒素 A（VacA）是导致胃部疾病和胃癌的罪魁祸首。CagA 在被幽门螺杆菌分泌后可以注入胃黏膜细胞内，扰乱胃黏膜的正常细胞周期，促使胃黏膜细胞增殖失控，进而导致胃息肉、胃黏膜异型增生甚至胃癌。VacA，顾名思义，可以导致细胞的空泡化变性，进而失去正常功能并坏死。VacA 通过整合到胃黏膜细胞的细胞膜中，导致细胞膜的离子通透性改变，进而损伤胃黏膜，导致慢性胃炎、胃黏膜糜烂和胃溃疡等胃部疾病。CagA 和 VacA 常被看作幽门螺杆菌毒力强弱的标志，CagA 阳性和 VacA 表达强的幽门螺杆菌菌株（高毒菌株）感染者发生胃癌等严重疾病的风险一般高于低毒菌株感染者。

除了 CagA 和 VacA，幽门螺杆菌的毒力因子还包括帮助其在胃内强酸性环境中定植和生存的尿素酶和抑酸蛋白，以及帮助其逃避人

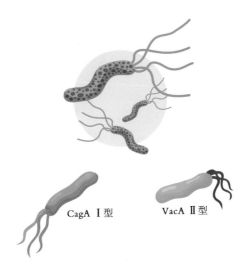

CagA Ⅰ型　　　　VacA Ⅱ型

体免疫反应、维持生存的超氧化物歧化酶和脂多糖等。

　　拥有众多毒力因子"帮凶"，幽门螺杆菌感染对人体的危害可见一斑。

10

真有无害的幽门螺杆菌吗

　　国际幽门螺杆菌研究领域权威格雷厄姆（David Y Graham）教授于 1997 年在权威医学期刊《柳叶刀》发文指出"唯一好的幽门螺杆菌就是死去的幽门螺杆菌"，他认为幽门螺杆菌都是有害的。

　　部分幽门螺杆菌感染者可能没有明显的不适感，表面上看和健康人没什么两样，有人因此认为幽门螺杆菌也分"好坏"，"好"幽门螺杆菌对人体无毒无害。但实际上，这种观点是错误的。所有幽门螺杆菌感染都会对胃黏膜和人体产生损害，只不过毒力有强有弱，伤害也不一定是一朝一夕就能显现的。内镜和病理研究证实，幽门螺杆菌感

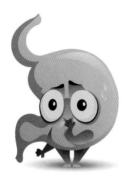
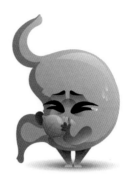

染者几乎 100% 存在慢性胃炎，在慢性胃炎的基础上，约 15%～20% 的感染者会出现消化性溃疡，约 10% 会发生消化不良，而约 1%～3% 会逐步发展为胃癌。

问题 9 中讲到的细胞毒素相关蛋白 A（CagA）和空泡变性毒素 A（VacA）两种因子可以区分幽门螺杆菌毒力强弱，CagA 阳性和 VacA 强表达的是高毒菌株，CagA 阴性和 VacA 弱表达的是低毒菌株，但是不存在无毒菌株。我国的幽门螺杆菌 90% 以上为 CagA 阳性的高毒菌株，因此需要引起足够的重视。此外，高毒菌株和低毒菌株毒力虽有差异，但相差不多。高毒菌株感染者引起胃病和胃癌的风险更高，但低毒菌株感染者同样有不可忽视的风险，忽略低毒菌株可能导致感染者胃部疾病和胃癌的延误诊断。

11

幽门螺杆菌是一种与人类共生的细菌吗

共生细菌是指那些与人体和平共处，不引起疾病或不对人体产生危害的细菌。幽门螺杆菌被发现以来，40 年的研究已经明确其为致病菌，而非共生细菌。

在微生物领域，"科赫准则"为确定某种微生物是某种疾病致病菌的"金科玉律"。霍乱、伤寒、结核等感染性疾病的致病菌都是经过"科赫准则"的检验而确定的。"科赫准则"主要包括以下四项：① 每一例患者或患病动物体内都可以分离到该病菌；② 该病菌可以在体外培养数代；③ 培养了数代的细菌可以使实验动物引发同样的疾病；④ 被接种的动物中可以分离到同样的病菌。

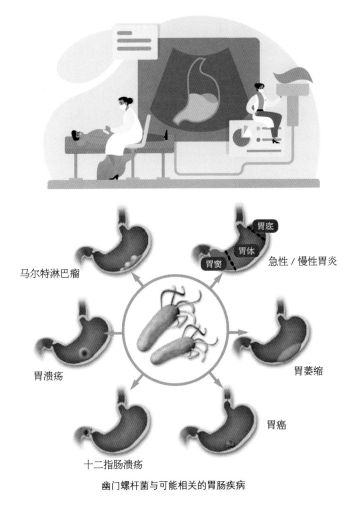

马尔特淋巴瘤

胃底
胃体
胃窦
急性 / 慢性胃炎

胃溃疡

胃萎缩

十二指肠溃疡

胃癌

幽门螺杆菌与可能相关的胃肠疾病

我们对幽门螺杆菌和宿主已经有了越来越多的认识：① 85% 以上的胃炎、胃溃疡患者胃内存在幽门螺杆菌，并且除去这种细菌后，胃炎、胃溃疡得到好转；② 幽门螺杆菌可以在体外被培养数代；③ 培养纯化的幽门螺杆菌可以感染动物（蒙古沙鼠）和健康志愿者，并导致胃炎、胃溃疡甚至胃癌；④ 感染动物或志愿者胃部仍然可以分离得到幽门螺杆菌。1984 年，幽门螺杆菌的发现者马歇尔（Marshall）教授作为首位志愿者进行了首次幽门螺杆菌吞服试验。他事先接受胃镜检查，证明胃黏膜正常，在吞服幽门螺杆菌 10 天后再次接受胃镜检查，通过病理检查和细菌培养，发现已患有急性胃炎，并分离出与吞服时相同的细菌。

由此可见，幽门螺杆菌的生物学和致病特性完全符合"科赫准则"，可以非常肯定地判断其为致病菌。仅凭部分幽门螺杆菌感染者没有明显临床症状就认为它是共生菌的观点是错误的。根据最新共识，所有幽门螺杆菌感染者均推荐在医生指导下进行根除治疗。

12

幽门螺杆菌与人类共存了几千年，存在就是合理吗

问题 11 中已经阐明，幽门螺杆菌明确为致病菌，虽然与人类共存了几千年，但不能认为存在即合理。

首先，幽门螺杆菌与人类之间并非"相安无事"。内镜和病理研究证实，幽门螺杆菌感染者几乎 100% 存在慢性胃炎，在慢性胃炎的基础上，约 15%～20% 的感染者会出现消化性溃疡，约 10% 会发生消化不良，而约 1%～3% 会逐步发展为胃癌。国际癌症研究机构已明确将幽门螺杆菌列入 I 类致癌因子。幽门螺杆菌发现之前，人们尚未认清其危害，胃病和胃癌并没有归因于幽门螺杆菌感染。因此，幽门螺杆菌对人类的危害是长期存在的，只是受限于科技水平，一直没有得到充分认识。

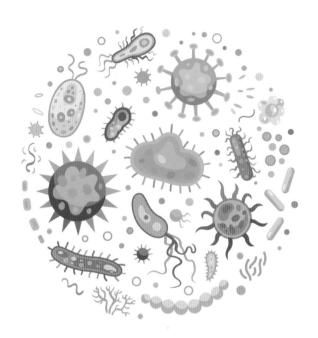

　　第二，细菌在进化上比较古老，大部分致病菌都已经存在了千百万年。以大家熟悉的结核病的结核分枝杆菌为例，其在数万年前就有感染人体的证据，并且部分感染者也没有临床症状，但没有人认为结核菌存在即合理。因此，认为存在时间长即为共生状态的观点在逻辑上是不成立的。

三、幽门螺杆菌的感染及传播

13

幽门螺杆菌的传播途径有哪些

幽门螺杆菌是一种外观呈螺旋形状的革兰阴性杆菌，这种细菌对生长条件的要求非常苛刻，但在合适的环境（如胃里的强酸性环境）里可以有很强的生存能力。如果持续定植在胃部，可以引起胃部的感染。感染幽门螺杆菌的人群里大约有90%都表现为慢性胃炎，而大约15%～20%的人可以发展为消化性溃疡。幽门螺杆菌的感染率在巴西、印度、中国等发展中国家比较高，部分地区可能甚至超过85%，而欧洲和北美地区等地的感染率约30%～40%，相对要低一些，但幽门螺杆菌的全球感染率超过50%。从整体来看，我们可以发现幽门螺杆菌的传染还是非常普遍的，那么，这种细菌的传播途径主要有哪些呢？

人和人之间是可以相互传播幽门螺杆菌的，主要是通过口-口和粪-口途径。在我们的日常生活中，恶心、呕吐和反流等是消化系统疾病的常见临床表现，而在呕吐和反流后，原本寄居于胃部的微生物（这里主要是指细菌）可以经过食管到达口腔内并发生定植（细菌定居和不断生长、繁殖后代），所以口腔中的唾液或呕吐物也可能为幽门螺杆菌传播的来源。有些地区存在一些生活习惯，如母亲预先咀嚼食物喂养幼儿、多人共用餐具等，这些行为都有可能加大幽门螺杆菌口-口传播的风险。此外，幽门螺杆菌可以通过粪便排出，粪便随之就有可能污染我们的食物或水源。如果有人再食用或饮用这些污染物，就有可能发生我们这里所说的第二种人和人之间的传播方式——粪-口传播。这同时也说明了，幽门螺杆菌是可以通过水源和食物来进行传播的。许多科学研究都显示，幽门螺杆菌在我们的日常饮用水和生活用水（如山泉水、井水）以及牛奶、牛肉、即食食品（如快餐、罐头、膨化食品等）和蔬菜等食物中都可以存在，并且在温暖的夏季（尤其是七月份）这种细菌的感染率较其他季节更高。

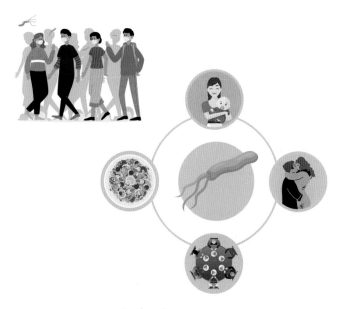

幽门螺杆菌的传播途径

另外，还有一些研究调查发现，和羊群接触的牧羊人的幽门螺杆菌感染率比一般人群明显更高，牛、猪和马等动物的胃黏膜内也都发现幽门螺杆菌的存在，这些都提示我们，除了前面所说的这些较为常见的传播途径外，幽门螺杆菌还可能通过动物来进行传播。

14

幽门螺杆菌感染人数多吗

幽门螺杆菌是一种常见的致病菌。感染这种细菌会导致人们发生不同严重程度的慢性胃炎。幽门螺杆菌极易发生传染，由于儿童和老年人免疫力较差，其感染的风险可能更高。

临床流行病学调查结果显示，幽门螺杆菌感染呈世界性分布，且具有比较大的地域性差异，发展中国家的感染率比较高，部分区域的感染率甚至可能超过 85%，而欧洲和北美国家（如法国、美国、加拿大）的感染率大约在 20%～30%。我们国家人群的感染率约为 40%（30%～50%），感染人数在 5 亿左右，属于感染率比较高的国家。

我们国家西北部、东北部和西南部地区的感染率比国内其他地区要更高。进一步具体到城市来看，北京、上海、广州、深圳等一线城市的感染率大概和北美、欧洲国家的感染率是差不多的，而二线城市如合肥、临沂、无锡、南昌、贵阳等所在的省份感染率也并没有特别显著的差异，大多都在 40%～50% 之间。一项旨在评估我国幽门螺杆菌感染现状的分析研究显示，西藏（约 66.4%）、贵州（约 60.5%）和甘肃（约 57.2%）的感染率最高，重庆（约 35.4%）、青海（约 35.8%）和天津（约 36.3%）的感染率则最低。

感染幽门螺杆菌的人群中，大约 90% 的人会表现为慢性胃炎，约 15%～20% 会发生消化性溃疡，约 1% 的人可能发生胃癌。此外，幽门螺杆菌还和许多其他疾病比如冠心病、缺铁性贫血等有关。那

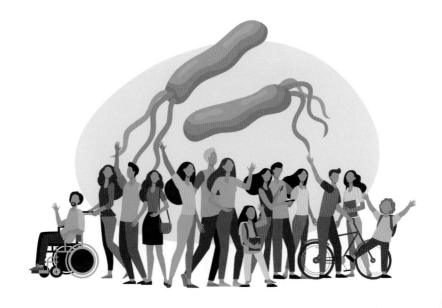

么，幽门螺杆菌感染这么普遍，感染人数这么多，如果发现自己感染了应该怎么做呢？我们应该首先对这种疾病建立一种科学、理性的认知，感染幽门螺杆菌并不是致命的，不必惊慌甚至恐慌。在确认感染后，如果存在根除的相关适应证，建议及时开始进行根除治疗，也就是临床上常用的"四联疗法"（四种药物联合治疗）。

15

幽门螺杆菌感染是一种传染病吗

是的！

我国的幽门螺杆菌感染人数在 5 亿左右，可以说是非常庞大的一个数字，而且这种细菌会引发多种疾病如胃炎和消化性溃疡，对群众的健康危害是比较大的。但是许多人都不太了解一个问题——幽门螺杆菌感染属于一种传染性疾病吗？这个问题其实非常重要，因为如果它具有传染性，应更加引起人们的重视，控制不当将会导致感染上升，但这同时也说明该疾病是可以通过一些适当的措施来进行预防。

2015 年《京都幽门螺杆菌胃炎全球共识》中就曾指出，无论是否有相关的临床表现和并发症（如消化性溃疡、胃癌），幽门螺杆菌胃炎都应被定义为一种传染性疾病，幽门螺杆菌可在几乎所有感染的宿主内引起不同严重程度的慢性活动性胃炎。我们很多人都可能有所了解，鼠疫、霍乱属于甲类法定传染病，而传染性非典型性肺炎、肺结核等疾病属于乙类法定传染病，尽管幽门螺杆菌感染并没有像这些疾病一样被划分为甲、乙、丙类法定传染病，但是它具有传染性的性质是不可否认的。

作为一种传染病，它的传播途径主要是口-口传播和粪-口传播，此外还包括水源性、食源性、动物源性等，有一些人还提出了呼吸道传播、医源性传播等设想，但是证据尚不充分，相关研究也不是特别

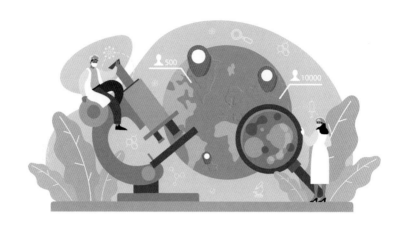

多。口-口传播主要指的是口腔里面存在的唾液或呕吐物作为幽门螺杆菌的传播来源，某些生活习惯如共用餐具、不实行分餐制和婴幼儿喂养方式不当，都有可能加大幽门螺杆菌的感染风险。而粪-口传播主要是指有人食用或饮用了被感染者排泄物所污染的食物或水源，继而出现了新的感染。我们可以看到，幽门螺杆菌的感染率很高，而它又具有很强的传染性，所以阻断它的传播对于预防胃黏膜疾病的发生和提高我们人民群众的身体健康具有重要的意义。

16

幽门螺杆菌"一人感染，全家遭殃"，是这样吗

有人说，幽门螺杆菌"一人感染，全家遭殃"。说的意思是，如果家里有一个人感染了这种细菌，那么全家人可能都会感染上这种细菌。这个说法究竟科学不科学呢？

医学研究发现，幽门螺杆菌感染存在家庭聚集的现象。我国于2021年发布的《中国居民家庭幽门螺杆菌感染的防控和管理专家共识》中强调，幽门螺杆菌可以在家庭内部发生传播，已经感染的家庭

成员是可以传染给其他家庭成员的。

更有调查研究发现，成年人之间很少发生相互传播，儿童是家庭内的主要易感人群，并且感染大多发生在 5 岁以前。那么，为什么儿童比成年人更容易被传染呢？普遍认为是儿童的抵抗能力比较弱，而且手部卫生习惯可能还没有很好养成。而儿童在家庭内被传染的最主要来源是母亲，可能和母亲喂养孩子的方式有关系。此外，同一家庭的儿童成员兄弟姐妹间也比较容易相互传播幽门螺杆菌。老年人由于年龄增加，许多生理功能都随之发生衰退，机体的免疫力也出现明显下降，对许多疾病的抵抗力都要更差一些，幽门螺杆菌感染也是一样，老年人比年轻人更加容易感染幽门螺杆菌。

如上所述，幽门螺杆菌感染是可以在家人之间相互传染的。为了其他家庭成员着想，一旦家里出现了感染者，最好还是做好相应的预防措施，防患于未然。比如：已经感染了的家庭成员及时开始进行杀菌治疗；避免不良的喂食习惯，尽可能对家里的儿童实行分餐；保持家庭公共空间的良好卫生等。

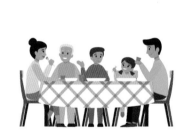
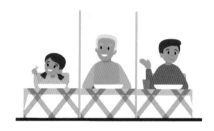
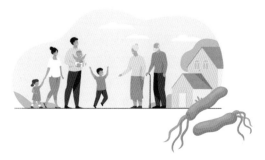

17

幽门螺杆菌和新冠病毒，谁的传染力更强

新型冠状病毒（新冠病毒）这几年在全世界引起轩然大波，虽然诞生时间只有短短的 3 年，却对人类的公共卫生事业造成巨大影响。那么，作为初来乍到的"新病毒"，和幽门螺杆菌这样的资深"老细菌"相比，它俩的传染力谁更胜一筹？

幽门螺杆菌是能在人体胃部安营扎寨的细菌，对人类的感染呈全球性分布，感染范围广，感染率高。中国人群的感染率高达 40%～60%，属于高感染国家。幽门螺杆菌感染率随年龄增加而上升，一旦感染若未经系统抗幽门螺杆菌治疗，可终生携带幽门螺杆菌。新冠病毒造成全球范围的急性呼吸道传染病，具有高传播力和致病力，其传播途径主要是在无防护措施下通过飞沫、气溶胶和密切接触引起。根据世界卫生组织的数据，新冠病毒的基本再生指数（R0）在 1.4～2.5 之间，这意味着，平均每个新冠病毒确诊患者会感染 1.4～2.5 个人。

虽然新冠病毒具有很强的传染力，但幽门螺杆菌传染的危害不容忽视。相比短而快的新冠病毒传染特点，幽门螺杆菌的传染具有隐蔽性，使人不易发现，也可导致较为严重的健康危险，如慢性萎缩性胃炎、消化性溃疡、胃癌等疾病，且幽门螺杆菌是胃癌的Ⅰ类致癌因素。口-口途径、粪-口途径传播，即"病从口入"是幽门螺杆菌传染的主要途径。携带幽门螺杆菌的人群是幽门螺杆菌重要的传染源，人与人之间的相互传播易造成明显的家族聚集现象，也就是一人得病，全家受累。但幽门螺杆菌的感染是可预防的，如提倡良好的卫生饮食习惯，避免食用受污染的食品和饮用受污染的水，避免咀嚼喂食婴幼儿，餐具器皿要定期消毒，注意口腔卫生，定期更换牙具，饭前便后一定要洗手，增强使用公筷、公勺意识，提倡分餐制等方法，均具有

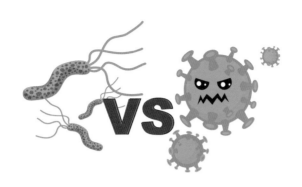

很好的预防幽门螺杆菌感染的效果。家庭传播是幽门螺杆菌感染的主要方式，若个人查出感染了幽门螺杆菌，可动员共同生活的家庭成员如父母、配偶、儿童等进行筛查，以利于早发现、早阻断幽门螺杆菌造成的家族性感染风险。

18

为何幽门螺杆菌在农村感染率更高

目前，幽门螺杆菌在我国的感染情况，正如"农村包围城市"一般。相较于城市而言，农村的幽门螺杆菌感染率更高，感染人数更多。那么，导致这一现象的背后原因是什么呢？

医学专家普遍认为这一现象主要还是和居住卫生条件、水资源等环境管理、食物处理方式等有密切的关系。首先是居住卫生条件方面，大部分的农村家庭都不像城市家庭有完善的生活用水循环系统，大多也都是没有抽水马桶这些设施的，且由于生育的孩子数量可能比较多，家庭环境也相对比较拥挤，造成多人一起共用餐具，这些情况都会增加幽门螺杆菌传播的风险。

然后是环境方面，农村家庭的水资源可能更容易发生污染现象。部分农村家庭仍在使用井水作为生活用水，而农村的环境管理，特别

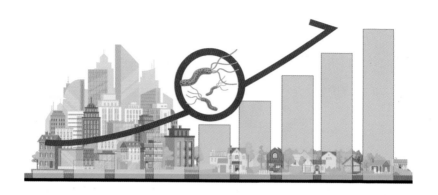

是对地下水水质的监测可能并不到位。这就导致了居住在农村的人群经常饮用未经处理或不符合卫生标准的井水，从而增大了感染幽门螺杆菌的可能性。已经有不少研究在人们日常的饮用水和生活用水中发现幽门螺杆菌的存在，日本的一项流行病学研究还指出，家庭成员饮用井水的时间越久，幽门螺杆菌的感染率越高。

此外，食物的处理方式也会一定程度上影响幽门螺杆菌的传播。因为幽门螺杆菌是可以通过我们平时吃的食物发生传播的，我们喝的牛奶、吃的罐头里，都有可能有幽门螺杆菌存在，如果处理方式不当，就很有可能会增加食源性传播的风险，而农村家庭可能在食物处理和烹饪等方面重视程度不及城市家庭，导致农村家庭发生幽门螺杆菌食源性传播的风险也更大。

19

宠物也会感染幽门螺杆菌吗

幽门螺杆菌是一种生存能力极强、能在胃的强酸环境中生存的、人畜共患病的致病微生物，不仅可感染人类，也可感染猫、狗、猪、猴子等动物。研究人员从狗胃肠道分离除了致病性幽门螺杆菌，提示对饲养者有一定的传染感染风险。有研究显示，宠物犬的幽门螺杆菌总感染率约为 76%，而在流浪犬中能达到 80.65%，但其他宠物感染情况尚缺少丰富的研究和证据。在现代社会，多种多样的宠物已经融入我们的生活，成为我们的好伙伴，值得注意的是，动物饲养者与动物之间有存在传播可能性，如饲养者亲吻宠物、宠物舔触饲养者水杯和餐具等直接或间接增加传染的风险。因此，饲养宠物的朋友们还是要做好必需的卫生防护，建立科学健康的饲养习惯，减少潜在的传播风险。

大多数宠物感染幽门螺杆菌后是没有任何症状，少数可能会出现呕吐、食欲不振、肠胃发出声响、腹泻、体重骤减等症状，若宠物出现明显异常症状，饲养者应提高警惕。为减少宠物感染幽门螺杆菌风险，饲养者要减少宠物从溪流、池塘或河流中饮水，降低宠物直接喝生水的可能性，督促宠物规律饮食和锻炼，使宠物养成良好的生活习惯，提高宠物自身抵抗力。另一方面，尽量为宠物提供干净、整洁、卫生的生活环境，带宠物外出时应避免使宠物接触垃圾、粪便等幽门螺杆菌易附着的污物。同时，饲养者要避免过度亲密接触动物，尤其是亲吻宠物，减少由宠物传染人的风险。

饲养宠物建议定期体检筛查，不仅是对爱宠健康的呵护，也是对自己健康的保护。

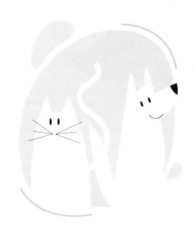

20

感染了幽门螺杆菌还可以去献血吗

建议感染幽门螺杆菌的患者献血前应常规检查，结合有无临床不适症状及碳-13或碳-14呼气试验、胃镜、活检等检查结果，来综合判断幽门螺杆菌感染的严重程度，必要时应及时根除幽门螺杆菌后再献血。

幽门螺杆菌传播途径主要通过口-口传播、粪-口传播，一般不经血液传播。带菌者或既往感染过幽门螺杆菌的人，血液中会有幽门螺杆菌相关抗体存在，不具有传染性。通过先进的检测方法，可以对感染幽门螺杆菌患者进行血清幽门螺杆菌毒素抗体分型检测，Ⅰ型菌株为高毒力菌株，致病力强，Ⅱ型为低毒力菌株，致病力弱。但对于感染幽门螺杆菌的拟献血人员，在献血之前应进行幽门螺杆菌的检

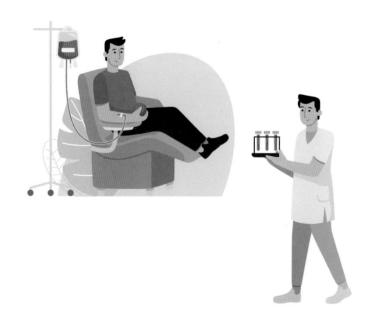

测，必要时可进一步对菌株毒力进行分型，若为高毒力菌株Ⅰ型，建议应杀菌后献血。

根除幽门螺杆菌治疗的服药期间不建议献血，应在疗程结束 1 周后可以献血。另外，幽门螺杆菌感染是引起机体铁营养不良的重要因素，铁吸收主要在十二指肠和近端空肠，幽门螺杆菌感染易致该部位炎症或溃疡，导致铁吸收降低或障碍，可引起缺铁性疾病如缺铁性贫血、小细胞低色素性贫血等。另外，幽门螺杆菌感染还与维生素 B_{12} 吸收不良、原发免疫性血小板减少等疾病相关，这些血液系统疾病会影响献血的质量。根除幽门螺杆菌后可提高血红蛋白、血小板水平，缓解维生素 B_{12} 缺乏等。因此，带菌者，尤其伴有胃炎、胃溃疡的患者，建议应根除幽门螺杆菌后再献血。

21

拥抱、握手等肢体接触会传染幽门螺杆菌吗

握手是人际交往中最基本最常用的礼节性动作，而拥抱则是表达情感最直接的一种方式，这两个动作在我们的日常社交中必不可少。但是，有些人却担心因为这两个动作被感染或使别人感染幽门螺杆菌。那么，拥抱、握手等肢体接触会传播幽门螺杆菌吗？

幽门螺杆菌的全球感染率超过 50%，其感染具有较为普遍性和在人与人之间传播的特点，是最常见的慢性感染之一，我国是幽门螺杆菌感染的大国，有 50% 以上的中国人是幽门螺杆菌携带者。2021 年，我国发布的《中国居民家庭幽门螺杆菌感染的防控和管理专家共识》也强调，幽门螺杆菌可在家庭内部传播，已感染的家庭成员可作为潜在感染源，并可将病菌传播至其他家庭成员。国内外的多项研究提示幽门螺杆菌在人群中主要通过口-口、粪-口和水源途径进行传播，口-口传播主要是共用同一食物器皿、母亲咀嚼食物喂养幼儿以及食

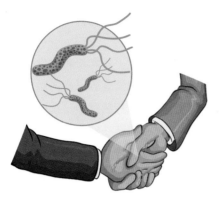

用受污染的肉类、牛奶、蔬菜等食物来进行传播，经粪-口传播的途径主要是由于感染幽门螺杆菌患者的幽门螺杆菌经粪便排出后，随之引发食物和水源的污染，通过食用被排泄物污染的食物、饮用受污染的水等进行传播。

目前还没有研究表明幽门螺杆菌可以通过皮肤接触或者飞沫传染，在日常生活中的拥抱、握手等肢体接触是不会传播幽门螺杆菌的，但接吻有一定传播风险。在生活中养成良好的卫生习惯，饭前便后洗手，使用餐具也要定期严格的消毒，可以预防幽门螺杆菌的感染。

22

接吻会传染幽门螺杆菌吗

接吻是世界上最浪漫的事情之一，无论对于青涩的年轻人，还是对于相濡以沫的老年人，接吻都是最深情的礼物，可以传达情意，但是有些人却担心因为接吻被感染或使别人感染幽门螺杆菌。那么，接吻会传播幽门螺杆菌吗？

目前公认的幽门螺杆菌的主要传播途径是口-口传播和粪-口传播，幽门螺杆菌进入人体后主要是定植于胃部，如果患者感染幽门螺杆菌后可出现嗳气、反酸等症状，从而导致胃部微生物如幽门螺杆菌到达口腔，口腔内弱碱性的环境是幽门螺杆菌生长的良好环境，幽门螺杆菌也是可以长期单独定植在于口腔内的。因此唾液也可能是幽门螺杆菌传播的可能来源之一，已有研究成功从唾液中培养出幽门螺杆

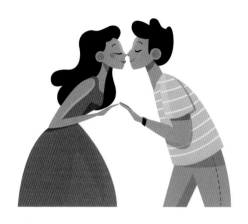

菌，并且从牙菌斑和牙龈样本中扩增出幽门螺杆菌的 DNA，研究表明幽门螺杆菌是可单独定植于口腔而与胃部定植情况无关。因此，正常人群如果和幽门螺杆菌携带者接吻的话，是可以传染幽门螺杆菌的，但据大数据研究显示经口-口传播幽门螺杆菌在母亲-子女间是最常见，母亲咀嚼食物喂养幼儿、共用餐具等生活习惯都可增加经口-口途径传播的风险。因此，外就餐时提倡使用公筷，提倡吃饭时尽量分餐，各人使用各人的餐具。喂食婴幼儿时，不提倡母婴之间的直接喂食，以减少幽门螺杆菌经口传播。此外，鉴于幽门螺杆菌可存活于唾液、牙菌斑中，个人的生活用品也要注意分开使用，不共用牙刷、水杯等。

23

共用牙具、水杯会传染幽门螺杆菌吗

口-口传播是幽门螺杆菌在人群中的主要传播途径之一，而共用牙具、水杯提供了感染者与共用者口对口间接接触的机会，极大地增加了幽门螺杆菌传播的风险。

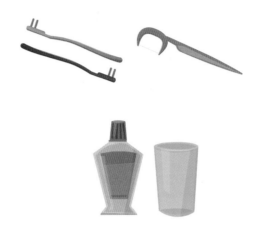

　　口腔内弱碱性环境是幽门螺杆菌生长的良好环境，感染者由于胃液反流或呕吐后，胃内的幽门螺杆菌可进入口腔，而幽门螺杆菌是可以长期定植在口腔内的。研究显示，感染者的口腔、唾液和牙菌斑中均可培养出幽门螺杆菌，提示口腔、牙菌斑、唾液都可能是幽门螺杆菌传播的来源。因此，共用牙具、水杯，幽门螺杆菌可通过牙刷、水杯等进入共同使用者的口腔，引起幽门螺杆菌在共用者或家庭成员间的相互感染。

　　幽门螺杆菌感染者不经治疗很少痊愈，幽门螺杆菌感染者始终是潜在的家庭传染源头，存在持续传播的可能性。为防止重复和交叉感染幽门螺杆菌，水杯、牙具等应单人单用，定期进行煮沸消毒 20～30 分钟，或置于消毒柜中消毒 30 分钟，或定期更换洗漱用品。另外，口腔清洁如正确养成刷牙习惯、使用牙线、定期洗牙等，不仅有利于口腔健康，还能防止幽门螺杆菌在口腔内定植。此外，因为幽门螺杆菌也可以通过肠道排出体外，经粪-口途径进行传播，所以洗漱间和卫生间的清洁也尤为重要。要养成勤洗手的好习惯，餐前便后一定要洗手，切断幽门螺杆菌的传播途径，减少家庭聚集性感染幽门螺杆菌的风险。

24

咀嚼喂食给小孩会传染幽门螺杆菌吗

会!

很多家长给孩子喂饭时，会习惯性将食物先在自己嘴内咬碎，然后再喂给孩子，这种口对口的喂食方法完全符合口-口传播的方式，是幽门螺杆菌在家庭成员间传播的重要原因。

研究显示，感染者的唾液可以分离培养出幽门螺杆菌，在牙齿上尤其牙菌斑和蛀牙中也可以检测到幽门螺杆菌。而且，幽门螺杆菌可在牛奶、速食食品、蔬菜、果汁、肉类等食物中存活一定时间，而这些食物正是幽门螺杆菌在母婴咀嚼喂食传染时的媒介。感染幽门螺杆菌的母亲咀嚼食物后喂养幼儿，使细菌通过口腔-食物-口腔途径传播，造成幼儿感染，此是造成家庭内传播、儿童感染幽门螺杆菌的主要途径，可使家庭成员共同感染或反复感染。

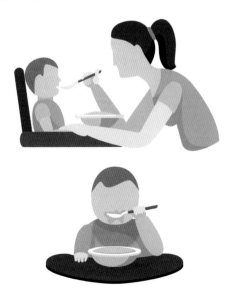

值得注意的是，即使家长未感染幽门螺杆菌，咀嚼喂食也会把口腔里的其他细菌传给婴幼儿，因婴幼儿抵抗力弱，容易增加婴幼儿罹患其他疾病风险。因此，家长应避免咀嚼喂食婴幼儿，可采用辅食机、碎肉机、料理机等食物加工器械处理食材。预防幽门螺杆菌感染和传播，要以家庭为单位进行，家庭成员要注意养成良好的生活习惯，如餐前便后勤洗手、餐具碗筷要洗净消毒等，摒弃咀嚼喂食等错误喂养习惯，降低幽门螺杆菌在家庭内传播的风险。

25

幽门螺杆菌会通过哺乳传染给婴儿吗

幽门螺杆菌一般不会通过哺乳传染给婴儿。

虽然幽门螺杆菌传染性很强，但其传播途径主要是以口-口、粪-口途径，不会进入血液循环，所以不会通过乳汁传给婴儿。感染幽门螺杆菌的产妇可以正常哺乳。

口腔是抵御幽门螺杆菌的第一道防线，若此防线失守，幽门螺杆菌将长驱直入并定植在胃内，引起一系列胃肠道疾病。研究显示，幽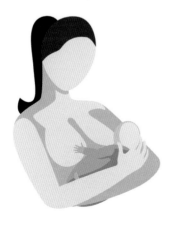门螺杆菌感染人群口腔中的牙菌斑、唾液均可检测到幽门螺杆菌的存在，是人与人之间传播的重要媒介，所以感染幽门螺杆菌的产妇应尽量减少亲吻孩子、避免与婴幼儿共用餐具、咀嚼喂食婴幼儿、也不要用嘴巴去试探食物的温度和味道，和其他家庭成员的餐具也应尽量分开使用。

哺乳期的产妇若感染幽门螺杆菌，因为许多抗生素容易通过乳汁给婴儿造成不良影响，所以不宜采取根除幽门螺杆菌治疗。若感染幽门螺杆菌的产妇伴有明显的胃痛、胃胀、腹部不适等症状，或发生胃炎、胃溃疡等疾病，应及时去医院就诊，评估病情严重程度，必要时应暂停哺乳，行根除幽门螺杆菌的杀菌治疗。

26

常在外聚餐，会增加感染幽门螺杆菌的风险吗

经常在外聚餐会增加感染或被感染幽门螺杆菌的风险。

在外聚餐，尤其是中国式聚餐，人们习惯围坐一桌，共同享受美味佳肴。此时，桌上的餐具会发生相互共用的情况，且使用自己的筷子相互为对方夹菜的情况也经常发生，这将极大增加幽门螺杆菌传播的机会。

大多数感染幽门螺杆菌的患者，症状表现隐匿，90% 不表现出症状，使人们在聚餐时容易忽视餐桌上那些潜在的幽门螺杆菌感染者。他们口腔中的唾液、牙菌斑上均可检测到幽门螺杆菌，幽门螺杆菌也可在牛奶、速食食品、蔬菜、果汁、肉类等食物中存活一定时间，因

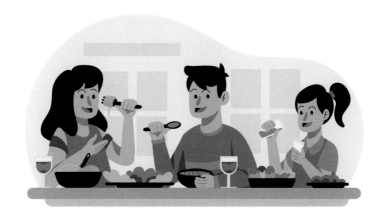

此中国式的聚餐容易使幽门螺杆菌通过口-食物-口的路径，造成餐桌上人际间的口-口传播，即如果餐桌上有一人感染幽门螺杆菌，则所有人都有被感染的风险，尤其对于抵抗力差的孩子和老人。

中国式聚餐共餐而不分餐的习惯，使幽门螺杆菌借筷子、碗勺等餐具黏附到食物上，进入未感染者的口腔，然后随着食物吞咽到达胃部，引起幽门螺杆菌感染及导致相关的胃部疾病。因此，在外聚餐提倡分餐制，因为分餐制是最有效预防幽门螺杆菌传播的方式，这也是为什么欧美国家的幽门螺杆菌感染率要显著低于我国的一个重要因素。餐具应使用公筷公勺，不要使用自己的私筷相互夹菜，餐前便后也要勤洗手。当然，减少在外就餐次数，也是减少传染/被传染幽门螺杆菌的方法之一。

27

哪些食物会传播幽门螺杆菌

我国是幽门螺杆菌感染的高发国家，目前人群中感染幽门螺杆菌的人数逐年上升，部分幽门螺杆菌感染者会出现不同程度的胃肠道症状，如消化不良、消化溃疡以及胃部肿瘤等。该细菌还与胃肠外疾病密切相关，如自身免疫性疾病、缺铁性贫血等，2021年美国第15版致癌物报告更将其列为明确致癌物，由此可见预防幽门螺杆菌感染及根除幽门螺杆菌对维护生命健康具有重要意义。

幽门螺杆菌主要通过口-口、粪-口途径进行传播，病从口入是我们感染幽门螺杆菌最主要的方式，那么幽门螺杆菌是怎么进入我们口中的呢？哪些食物中可能潜伏着幽门螺杆菌呢？

一般来讲，幽门螺杆菌比较害怕高温、干燥的环境，所以它特别喜欢低温的环境，冷藏的海鲜、各种冻肉等都是幽门螺杆菌容易藏匿的地方。随着生活水平的升高，餐桌上的生冷食物逐渐普遍，像生鱼

片、生虾蟹、三分或七分熟的牛
排等，这些都可能会被幽门螺杆
菌感染，进食后存在感染幽门螺
杆菌的可能。一些来源不明或加
工不完全的食物，如街边的烧烤、
小吃以及火锅时未煮熟的各种肉
等可被多种病菌污染，其中就包
括幽门螺杆菌，此外日常生活中
未洗净的蔬菜、水果、不干净的

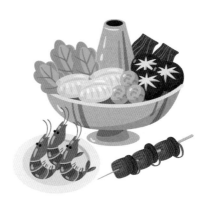

饮用水等，进食后都可能感染幽门螺杆菌。因此，日常生活中要注意
饮食卫生，这是避免幽门螺杆菌感染的重要途径之一。

28

做胃镜会感染幽门螺杆菌吗

　　胃镜可以直观地看到食管、胃部以及十二指肠的具体情况，从
而有利于帮助诊断食管、胃部以及十二指肠疾病。随着人民生活水平
以及健康意识的提高，胃镜检查已逐渐被民众接受，据不完全统计，
2012 年全国完成胃镜检查约 2 800 万例，2021 年约 3 800 万例，说明
近 10 年来老百姓的健康需求、胃肠镜检查的需求是非常强烈的。但
是，也有人对胃镜检查心存顾虑，除了担心检查的风险和害怕检查过
程中的痛苦以外，还担心胃镜检查是否会传播某些疾病，如幽门螺杆
菌，毕竟胃镜不是一次性的检查工具，是在不同患者之间经清洗消毒
后反复使用的。

　　胃镜消毒流程包括水洗、酶溶解液浸泡、再次水洗或浸泡消毒以
及最后水洗等。胃镜的清洗包括刷洗与酶溶解液浸泡，目的是清除胃
镜表面和内腔残留的有机物、微生物，预防形成生物膜或彻底清除生物

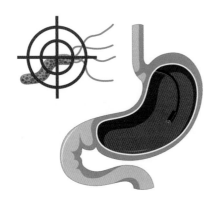

膜。胃镜过去大多用强效戊二醛等高效灭菌剂消毒，需要5～10分钟，现在利用超微软酸化水、强氧化高电位酸性水等消毒1～3分钟后，胃镜表面和胃腔内便无细菌生长。因此，通常情况下，到正规医院进行胃镜检查是不会被传染幽门螺杆菌的，因为每一根胃镜在进行操作前都进行严格的消毒，并且消毒达标后才会给下一位受检者使用，所以可以安心地进行胃镜检查，但如果去一些不正规的场所，如果胃镜未进行彻底的消毒或消毒不达标，又恰巧在检查过程中有幽门螺杆菌感染的受检者，那就有可能发生医源性感染，因此应到正规医疗机构进行胃镜检查。

29

做过胃切除手术，还会感染幽门螺杆菌吗

胃是我们消化食物的重要器官，几乎所有食物都无法抵御胃酸的溶解和消化。除了食物以外，各种微生物在胃内的强酸环境中也都无法生存。但是，幽门螺杆菌是目前所知能够在人胃中生存的唯一微生物种类，可能很多人就会问：既然如此，是不是做过胃切除手术后就不会感染幽门螺杆菌？

人胃黏膜是幽门螺杆菌的自然定植部位，幽门螺杆菌通常定植于胃窦、胃体、胃底，尤以胃窦部最为多见。胃切除后是否还会感染幽门螺杆菌，这很大程度上取决于胃部手术的方式，即胃的哪一"块"被切除了。当幽门螺杆菌寄生于胃黏膜上皮时，其具有的高活性尿素酶使其能够在酸性胃液中存活。若进行了胃部分切除手术，虽然胃黏

膜的面积减少，破坏了幽门螺杆菌的生存环境，但同时残胃的胃壁细胞群减少，分泌胃酸就减少，胃腔内酸性环境受损，导致各种微生物更易生长和定植，因此如不注意仍会感染幽门螺杆菌。此外，若进行了全胃切除，十二指肠亦会代偿一部分胃的功能，也会"引来"幽门螺杆菌的定植。

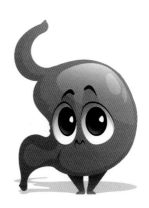

近年来的研究也发现，幽门螺杆菌除了可以在胃部生存外，还可以在人的口腔如牙菌斑、牙龈和唾液中生存。因此，即使做了胃全切除手术仍有一定的概率会感染幽门螺杆菌。建议做过胃切除手术的人群在日常生活中仍应注意预防幽门螺杆菌感染，若体内存在幽门螺杆菌感染，应及时积极进行药物治疗。

30

怎么才能做好幽门螺杆菌的环境消毒

我国是幽门螺杆菌高感染率的国家，感染率达 40%～60%，幽门螺杆菌是最常见的慢性感染源之一，其与多种胃部疾病的发生密切相关，一旦感染幽门螺杆菌，不经治疗难以自愈。

国内外的多项研究表明，幽门螺杆菌主要通过口-口、粪-口和水源途径传播。因此，幽门螺杆菌感染存在明显的家庭聚集现象，家庭内传播是其重要的感染方式之一。《中国居民家庭幽门螺杆菌感染的防控和管理专家共识（2021 年）》指出，当与幽门螺杆菌感染的家庭成员共同生活时，其他成员感染幽门螺杆菌的风险增加，是一种"一人得病，全家遭殃"的病菌。因此，在平时的家庭生活中，我们应该对使用过的碗筷进行及时清洗，有条件还可进行高温消毒。在

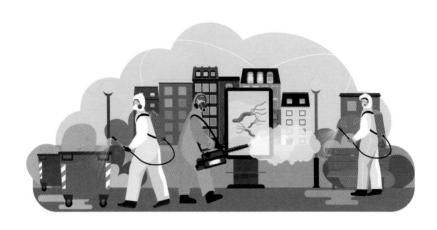

外就餐时，提倡使用公筷，提倡吃饭时尽量分餐，各人使用各人的餐具。喂食婴幼儿时，不提倡母婴之间的直接喂食，以减少幽门螺杆菌的经口传播。此外，幽门螺杆菌可存活于唾液、牙菌斑中，个人的生活用品要注意分开使用，不共用牙刷、水杯等。

幽门螺杆菌还可寄生于各种生冷的食物中，如各种冻肉，未煮熟的牛、羊排以及蔬菜水果表面，日常生活中应尽量避免吃生冷食物，应将食物煮熟后再食用。幽门螺杆菌亦可在自来水、河水中存活，平时要做到不喝生水，不吃街边不卫生的小吃、烧烤等。粪-口途径也是幽门螺杆菌的重要传播途径之一，平时应做到饭前便后洗手，家中的厨房、马桶、洗手台等潮湿易滋生细菌的地方，应定期使用消毒剂进行消毒。

31

口腔里会有幽门螺杆菌吗

幽门螺杆菌感染是慢性胃炎、消化不良、消化性溃疡以及胃癌的重要病因，幽门螺杆菌目前已成为全球性的公共卫生问题，全球总感染率为 44.3%，而中国人群总感染率高达 55.8%，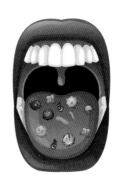
幽门螺杆菌属于革兰阴性、螺旋状、单极多鞭毛
的杆菌，主要通过口-口、粪-口等途径在人群
中传播。日常生活中的一些生活习惯，如母亲预
先咀嚼食物喂养幼儿，多人共用餐具、牙刷、水
杯等，这些行为都有可能加大幽门螺杆菌口-口
传播的风险。此外，幽门螺杆菌可以通过粪便排
出，粪便随后可能污染我们的食物或水源，如果
有人再食用或饮用这些污染物，就有可能发生我们这里所说的第二种
人和人之间的传播方式——粪-口传播。

　　幽门螺杆菌经口进入胃后穿过胃黏膜层，主要分布于胃黏膜组织
中，从而导致胃炎、胃溃疡甚至胃癌等多种消化系统疾病。幽门螺杆
菌大多数存在胃部，但口腔内也存在一定的幽门螺杆菌，由于胃部反
流或呕吐后胃部微生物可到达并定植于口腔内，口腔内弱碱性的环境
是幽门螺杆菌生长的良好环境。幽门螺杆菌感染者由于胃液反流或呕
吐后，胃内的幽门螺杆菌可进入口腔，而幽门螺杆菌也是可以长期单
独定植于口腔内的。研究显示，感染者的口腔、唾液和牙菌斑中均可
培养出幽门螺杆菌，提示口腔、牙菌斑、唾液都可能是幽门螺杆菌传
播的来源。口腔中的幽门螺杆菌常会引起口臭、口干等不适症状，并
且通过刷牙和漱口是无法去除口腔中的幽门螺杆菌，出现幽门螺杆菌
感染应尽早到正规医院进行规范化治疗。

32

粪便里会有幽门螺杆菌吗

　　我们都知道幽门螺杆菌是一种对生长条件的要求非常苛刻的细
菌，但在 pH 等条件都比较合适的环境（如胃部）里具有很强的生存

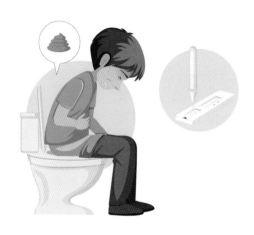

能力，可以在人群中引发慢性胃炎等疾病。有许多人可能会问，幽门螺杆菌通常都存在于胃里，那它有可能离开胃、随粪便等排泄物被排出体外吗？我们的粪便里可能会有幽门螺杆菌吗？答案是肯定的，粪便里也会有幽门螺杆菌。已经有学者从人类的粪便样本中成功检测出幽门螺杆菌的 DNA（也就是它的遗传物质），证实了粪便中幽门螺杆菌的存在。那么，既然粪便中也会有幽门螺杆菌，接下来就存在一个尤为重要的问题，这些存在于粪便里的幽门螺杆菌也有可能引发人们的感染吗？

　　粪-口途径是幽门螺杆菌的一个重要传播方式，由于粪便里有这种细菌，细菌随着粪便排出来以后是有可能污染我们的水源、食源，继而引发新的感染。因为粪便里有幽门螺杆菌存在，所以我们对粪便进行检测是可以查出来幽门螺杆菌的，这种检测方式和我们平时经常进行的碳-13 呼气试验一样，都属于一种非侵入性的检查方法，也就是说不需要使用内镜之类的设备来获取胃黏膜组织，对人体是没有什么损害的。使用粪便标本来进行幽门螺杆菌抗原检测，具体来说，主要是在粪便里寻找和幽门螺杆菌感染相关的抗原（即外源性蛋白质）或者抗体，来确定是否有这种细菌感染。我们日常是可以购买到幽门螺杆菌的自检试剂盒的，操作非常简单，10 分钟左右的时间就可以看到结果。

33

聚餐时用公筷、公勺可以防止幽门螺杆菌传播吗

相信大家伙都知道，"公筷""公勺"是指将公用的筷子和勺子放在餐桌上，就餐时大家都用公筷、公勺将餐盘里的菜夹到自己的碗中，之后再使用自己的筷子（也可以称作"私筷"）来进食。

有调查研究显示，经常在外就餐的人，感染幽门螺杆菌的概率相对会比较高，这可能与不使用公筷、公勺有密切的关系。在日常生活中，家庭聚餐、朋友同事聚会频繁，以前大多都是不使用公筷、公勺的，大家会使用各自的筷子在同一个餐盘里夹菜，而我们都知道，幽门螺杆菌是可以经口-口传播的，在这种聚餐且不使用公筷、公勺的情况下，如果吃饭的人里面有人感染了幽门螺杆菌，就有可能通过唾液把幽门螺杆菌传播给和他一起吃饭的人，而使用公筷、公勺则可以有效地阻止这种传播。

我们在电视剧、电视节目中可以经常看到，西方国家无论是家庭还是朋友在一起聚餐，都基本上是个人一套碟筷，并且大部分饮料、食物都是在餐前就已经平均分好，大家基本上都是夹取自己碟里的食物，这其实很大程度上减少了幽门螺杆菌经口传播的风险，而我们国家非常注重"餐桌文化"，待人接客时一桌佳肴是必不可少的，通常是带转盘的大圆桌，大家一起品尝菜肴、互碰酒杯，很少有人会注意要使用公筷、公勺，幽门螺杆菌也就有了悄悄传播的机会，这也可能正是为什么很多发达国家的幽门螺杆菌感染率比我国要明显低很多。

世界卫生组织（WHO）曾经指出，人类的健康长寿，

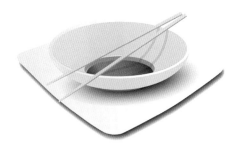

8% 取决于医疗条件，15% 取决于遗传，而 60% 取决于个人的生活方式和行为，好的生活习惯对于保持健康具有非常重要的意义。希望大家在有条件的情况下都尽量养成使用公筷、公勺的习惯，减少病菌传播的风险，保护自己，同时也保护我们身边的每一个人。

34

分餐制有助于防止幽门螺杆菌传播吗

顾名思义，分餐制的意思是说把我们日常三餐所吃的饭菜分配给不同的就餐者，就餐者每个人都使用自己个人的餐具来进食，而不是像平时大家坐在一块儿都在同一个餐碟中夹取食物。那么，分餐制对于防止幽门螺杆菌传播有没有帮助呢？答案是肯定的，分餐有助于预防幽门螺杆菌的传播。

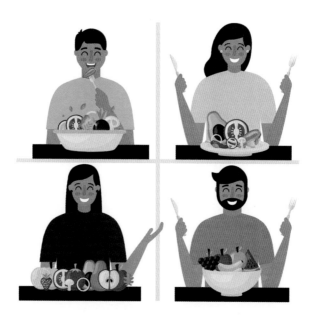

分餐制具有很多的好处，幽门螺杆菌在餐桌上主要是经口传播的，如果大家都用自己的餐具在同一个餐碟中夹取饭菜，所有人的唾液都有可能在这个共同的餐碟中相互接触，如果吃饭的人里存在幽门螺杆菌的感染者，就很有可能通过唾液把这种细菌传染给其他人。分餐制里所有人都有自己的固定餐碟，避免了和其他人的交叉接触，所以对于预防这些经口传播的细菌感染具有非常重要的意义，其次，分餐制还可以按照个人的需求进行粮食分配，可以减少不必要的浪费，科学合理，并且分配好的饭菜营养也会比较均衡，完整的膳食结构也有助于增强我们的免疫力，增加对幽门螺杆菌的抵抗力，减少感染幽门螺杆菌的风险。

那么，在我们的日常生活中，应该怎么样具体实施分餐制呢？

首先是要根据家庭中成员的数量合理规划饭菜的量，搭配好营养，其次给每个家庭成员都准备固定的个人餐具，使用时避免相互混淆，按需分配好个人的饭菜后个人使用自己相应的餐具来进食即可。分餐制结合公筷、公勺可以对具有传染性的经口传播疾病起到更好的预防效果，个人如果吃的饭菜不太够需要再添加时，使用公筷、公勺可以更好地确保安全性。

四、幽门螺杆菌的诊断及检测方法

35

出现哪些症状提示可能感染了幽门螺杆菌

当发生幽门螺杆菌感染后，幽门螺杆菌会引起胃、十二指肠黏膜的炎症反应，进而引起胃、十二指肠黏膜的糜烂、溃疡，甚至消化道出血等，进而产生一系列症状。

感染幽门螺杆菌的常见症状有中上腹不适、绞痛、烧灼痛，以及腹胀、恶心、反酸、烧心、嗳气等，有时也会出现消化不良、食欲不振等不适感。当幽门螺杆菌感染严重，引起胃、十二指肠黏膜糜烂、溃疡时，会出现较为严重的中上腹痛，通常饭后或饥饿时发生，且容易反复发作。当溃疡出血时，甚至会发生呕血、大便发黑或排柏油样大便等情况。当疾病进一步进展，甚至可能发生胃或十二指肠穿孔，通常表现为腹部剧烈疼痛、腹部压痛、反跳痛，整个腹部硬如板状，

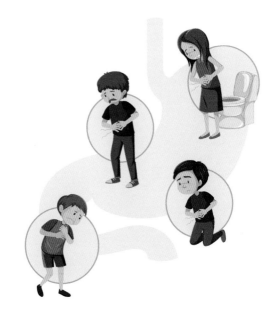

称为"板状腹"。因此，当出现上述症状时，应当注意有无幽门螺杆菌感染。

但值得注意的是，不少幽门螺杆菌感染的患者没有出现任何症状，所以并不是说不存在症状就一定可以高枕无"幽"了。具有风险因素人群的规范、合理的体检和根除才是防范、治疗幽门螺杆菌的最佳方法。与之相对的，出现上述症状时，也不可不假思索地断言是感染了幽门螺杆菌，更不可自行开始"杀菌"治疗，而应当在专业医生的指导下，结合检查、检验结果，制订最佳的诊疗方案。

36

口臭与幽门螺杆菌有关系吗

口臭与幽门螺杆菌可能存在一定的关系，但仍然存在争论，结论尚不明确。支持口臭与幽门螺杆菌有关系的学者认为，因为幽门螺杆菌具有尿素酶活性，它可以将尿素分解成可挥发的氨气及可挥发硫化物，而氨气及硫化物具有特殊的臭味。所以，口臭的成因之一可能是幽门螺杆菌感染。但是，也有研究显示，口腔及胃内幽门螺杆菌产生的氨及可挥发硫化物的含量很低，对口气的影响较小。

事实上，口臭的成因复杂。最重要的引起口腔异味的物质包括挥发性硫化合物、二胺和短链脂肪酸。它们来自食物残渣、细胞、唾液和血液的微生物的腐烂。而最有可能引起口腔异味的口腔微生物是革兰阴性菌，包括产黑色素普氏菌、

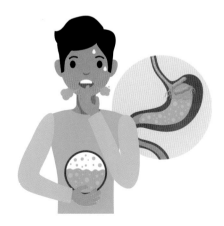

齿状螺旋体、牙龈卟啉单胞菌、牙髓卟啉菌、中间普雷沃菌、莱氏拟杆菌、肠杆菌科、连翘杆菌和牙周梭杆菌等。然而，口腔异味与任何特定的细菌感染之间没有明显的关联，这表明口臭可能来自与众多口腔细菌之间的复杂相互作用。

因此，我们不能根据口臭与否判断是否存在幽门螺杆菌感染。要想摆脱口臭的困扰，还是应该做好口腔卫生护理，维持口腔清洁环境。一部分口臭患者在根除幽门螺杆菌后，可能口臭也会神奇地消失。

37

抽血检查幽门螺杆菌准确吗

常见的抽血检查幽门螺杆菌方法有血清学抗体检测，包括酶联免疫吸附测定、免疫印迹法和酶免疫分析等。血清学抗体检测利用的原理是抗原抗体特异性结合。简单来说就是锁和钥匙的关系，即我们设计出幽门螺杆菌的"钥匙"，去寻找幽门螺杆菌这个"锁"。但是由于不同地区的幽门螺杆菌具有差异性，所以在西方国家设计的钥匙可能就打不开东方国家的"幽门"。除此之外，儿童由于免疫系统发育尚

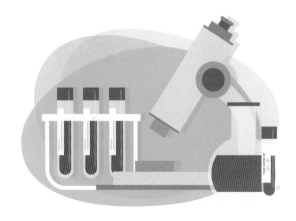

不完善，所以血清学抗体检测准确性不如成年人。同时，在幽门螺杆菌感染的早期，机体尚未生成特异性的幽门螺杆菌抗体，所以检测结果可能呈现"假阴性"。在患者根除幽门螺杆菌之后半年以上，血清抗体仍然具有较高滴度，抗体检测可呈现"假阳性"，所以血清抗体检测不能鉴别是既往感染或者正在感染。但值得一提的是，血清学检测不易受胃黏膜严重萎缩的假阴性影响。因此，血清学检测更适合用于流行病学筛查，尤其是胃蛋白酶原、促胃液素-17、幽门螺杆菌抗体联合检测用于有胃黏膜萎缩的胃癌高危人群的胃癌筛查。

幽门螺杆菌的细胞毒素相关蛋白 A（CagA）和空泡变性毒素 A（VacA）血清抗体检测也可用于幽门螺杆菌的筛查。携带感染性更强 CagA 的幽门螺杆菌的致病性也更强。

38

化验粪便检查幽门螺杆菌，靠谱吗

幽门螺杆菌主要定植于胃黏膜上皮细胞的表面，会随着胃黏膜上皮细胞更新脱落而进入肠道，进而通过粪便排出。粪便幽门螺杆菌抗

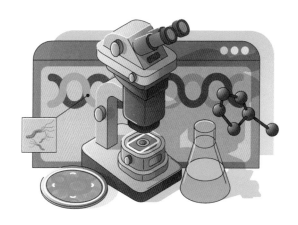

原检测则是利用这一特点，发展出直接检测粪便中幽门螺杆菌抗原的方法。其优点是操作相对简单方便，对患者没有侵入性，在婴幼儿、精神障碍患者等不能配合的受检者中具有优势。粪便抗原检测在大规模流行病学调查中具有应用价值。又因为粪便抗原检测不需要复杂的仪器及高难度的操作手法，尤其适合于基层医疗机构的幽门螺杆菌诊疗和居家检测场景。

由于粪便的性状、幽门螺杆菌的菌量、服用药物、消化道出血等均会影响粪便抗原检查的准确性。同时，早期的粪便幽门螺杆菌抗原检测由于幽门螺杆菌抗原决定簇差异较大，胶体金方法对于具有不同抗原决定簇的幽门螺杆菌识别能力不足，特异性也不高，因此并未大规模普及。但是随着技术的进步，更多更加准确的粪便幽门螺杆菌抗原检测技术被研发出来，部分新技术的诊断准确性可达96.6%。相信粪便幽门螺杆菌抗原检测方法在未来能够发挥更大的价值。

39

胃镜检查幽门螺杆菌，能行吗

胃镜检查幽门螺杆菌主要是通过胃镜观察或活组织检测实现的，后者又通常包括嗜银染色法和快速尿素酶法。

胃镜发现结节状胃炎可能提示幽门螺杆菌感染。酚红显色胃镜是利用幽门螺杆菌会产生高活性尿素酶的特性，检测幽门螺杆菌。除此之外，亚甲蓝染色内镜、共聚焦激光内镜、高分辨率放大胃镜靛蓝胭脂红染色法、窄带成像内镜等，都可用于诊断幽门螺杆菌感染。但是其费用较高，不适宜用于幽门螺杆菌检测。

嗜银染色法是在胃镜进入胃腔之后，伸出一个几毫米的小夹子，称为活检钳，夹取一小块组织，经嗜银染色处理后于显微镜下观察。如果在镜下发现染色的幽门螺杆菌，则可认为存在幽门螺杆菌感染。

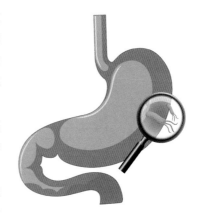

这种方法的优点是较为准确，通过显微镜观察到幽门螺杆菌，是诊断幽门螺杆菌感染最直接的证据，是除幽门螺杆菌培养以外的"金标准"。其缺点是操作比较繁琐、耗时较长。普通的病理 HE 染色也可诊断幽门螺杆菌感染，但需要病理医生仔细辨别，准确性不如嗜银染色。

快速尿素酶法与酚红显色胃镜的原理相同。配制含有尿素和 pH 指示剂的检测试剂后，将胃镜取出的组织标本置于检测试剂中，如有幽门螺杆菌，则尿素会被分解成氨，进而影响试剂 pH，试剂颜色改变。检测人员即可通过试剂颜色改变判断是否存在幽门螺杆菌感染。其优点是操作相对简单，可以在基层单位开展。但是其对幽门螺杆菌密度要求较高，易受检查等待时间和温度的影响，容易出现假阴性和假阳性。并且，其只有定性功能，无法对幽门螺杆菌的数量进行评估。总而言之，胃镜检查幽门螺杆菌属于侵入性检测方法，对患者具有一定负担，不如碳-13 或碳-14 呼气试验简单便捷。并且，由于活检标本采样量小，有可能导致"假阴性"。

40

呼一口气，幽门螺杆菌就"显形"吗

检测是否感染了幽门螺杆菌有很多种方法，每种方法的准确性、便捷性、安全性、舒适性都不同。这些检测方法可以分为侵入性方法和非侵入性两类。

侵入性方法，顾名思义，就是需要使用胃镜进入胃内部，对胃

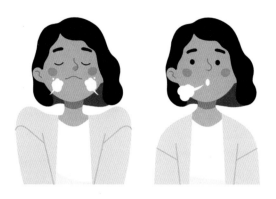

组织进行组织学活检、幽门螺杆菌培养和快速尿素酶检测等检查，以明确胃黏膜上是否存在幽门螺杆菌。而非侵入性方法不需要进行胃镜检查，包括碳-13 或碳-14 呼气试验、粪便抗原试验和血清学抗体检测等。非侵入性方法中，碳-13 或碳-14 呼气试验也就是我们常说的"幽门螺杆菌呼气试验"，其准确性在 95% 以上，是诊断幽门螺杆菌感染的首选方法，它包括碳-13 呼气试验和碳-14 呼气试验。

目前碳-13 呼气试验是全球使用最广泛、最精确的诊断幽门螺杆菌感染的非侵入性检测方法，其已经在临床上使用了超过 30 年，技术十分成熟。它的原理为：幽门螺杆菌在胃内含有大量的尿素酶，这种酶可以将尿素分解为 NH_3 和 CO_2，CO_2 在小肠上端吸收后进入血液循环，最后随呼气排出。我们把碳-13 比作一个信标，将它放进尿素中，然后让幽门螺杆菌感染的受检者把尿素喝下。当幽门螺杆菌把尿素分解后，带有碳-13 的 CO_2 就会产生，并被呼出体外。检查人员收集第 0 分钟与第 30 分钟患者呼出的气体，检测其中带有碳-13 的 CO_2 的变化量，即可诊断幽门螺杆菌的感染状态。碳-14 呼气试验原理与碳-13 相近，使用具有微弱放射性的碳-14 作为尿素标记物，因此不适用于孕妇及儿童。

与侵入性检测方法相比，碳呼气试验没有创伤，安全性更好，依从性更好，准确性更高，可以作为家庭、社区甚至国家普查幽门螺杆菌的首选方法。

41

网购检测试剂盒与医院检测，该如何选择

在一些情况下，个人可能有检测幽门螺杆菌感染的需求（如为家庭成员检测），但因多种原因无法前往医院进行检测，那么可以在网络上购买幽门螺杆菌的自测产品吗？随着检测技术的进步，市面上已经出现不少幽门螺杆菌"自测"试剂盒，主要包括以下几类：尿素酶干化学法试剂盒、粪便抗原胶体金免疫层析试剂盒、碳尿素呼气寄检试剂盒等。

正规厂家生产的尿素酶干化学法试剂盒、粪便抗原胶体金免疫层析试剂盒等产品对于幽门螺杆菌检测有一定提示价值，但是由于抗原决定簇的多样性等原因，尿素酶干化学法、胶体金法等技术本身就存在特异性、敏感性不足等问题，其诊断准确性不如作为"金标准"的呼气试验，不过可以作为居家自检的"初筛"方法。自测过程中，可能存在的操作不当、样品采样量少、样品污染、饭后检测、未避开治疗期、消化道出血等特殊情况，这些网购检测试剂盒的准确性可能受到更多干扰。当患者携带网购诊断试剂盒的阳性结果来医院就诊要求根除治疗时，考虑到幽门螺杆菌根除治疗用药时间长，用药量较大等因素，医生通常会建议患者采用碳尿素呼气试验检测，以进一步判断是否具有 Hp 现症感染，再指导用药。

为了进一步方便个人开展 Hp 的居家检测，目前市面上也有提供尿素呼气寄检试剂盒，准确性更高，理论上是可以达到与医院

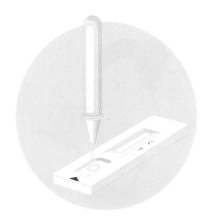

碳尿素呼气试验相当的检测效果。个人使用呼气寄检试剂盒时，根据说明要求采集呼气样本后，一定要通过有资质的权威检测机构对样本进行回收检测，并出具正规的检测报告，凭正规的检测报告和结果前往医院咨询消化专科医生，指导临床治疗。

随着检测技术的进步，相信今后会有更多便捷、快速、准确的 Hp 居家检测方法问世，使更多的人获得关于自身 Hp 感染的相关信息，从而提高全民健康水平。

42

呼气试验为什么有用碳-13 的，也有用碳-14的？有放射性吗

碳-13 和碳-14 呼气试验都是检测幽门螺杆菌感染的方法，两者原理相同，均是利用幽门螺杆菌产生的尿素酶可以将碳-13 或碳-14 标记的尿素分解，我们能在分解产物中检测碳-13 或碳-14 标记物含量进而对幽门螺杆菌进行检测，均有较好的诊断准确性。在这两种标记尿素的碳中，碳-14 是有少量放射性的。

两种呼气试验的区别主要有以下几点。

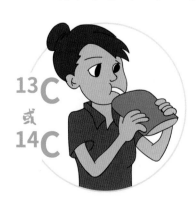

首先，使用的标记物类型不同。碳-13 呼气试验使用碳-13 标记的尿素，碳-14 呼气试验使用碳-14 标记的尿素。碳-13 属于稳定性核素，没有放射性；碳-14 性质不如碳-13 稳定，具有少量放射性，对人体的影响很小，但仍然不适合备孕者、孕妇、哺乳期女性以及儿童。而碳-13 呼气试验几乎没有放射性，适用于任何人群。

其次，采集样本不同。碳-14 呼气试验由于使用带有微弱放射性的标记物，只需要收集患者服药后的一次呼气样本，注意需要根据要求呼出足够多的气体量才能有效完成检测。碳-13 呼气试验只需要在患者服药前、后分两次采集常规量呼气样本进行对比测量即可。

第三，仪器的检测原理不同。因碳-14 元素在自然界中含量很低，所以碳-14 呼气试验检测样本中是否含有碳-14 标记的二氧化碳，即可判定阴阳性；碳-13 是碳的稳定同位素之一，在地球自然界的碳中占约 1.109%，即使不服用碳-13 标记的尿素试剂，人体呼出的二氧化碳中也含有少量碳-13 标记的二氧化碳，所以碳-13 呼气试验需要通过对比服药前后两个呼气样本中碳-13 标记的二氧化碳变化量，来判断是否存在幽门螺杆菌感染。

43

呼气试验的数值越高，代表感染程度越严重吗

并不是！

碳-13 和碳-14 呼气试验只能检测受试者是否感染幽门螺杆菌，若检测数值大于参考值上限，则提示受试者存在幽门螺杆菌感染，但数值高低和感染的严重程度并不存在相关性。

要说明白这个问题，首先我们应该了解呼气试验的原理。用于检测幽门螺杆菌的呼气试验包括碳-13 和碳-14 呼气试验两种，两种检查方法使用的试剂及检查流程不相同，但原理一致，都是基于同位素标记的呼气检查，受试者口服含碳-13 或碳-14 标记的尿素试剂，如果胃内有幽门螺杆菌感染，它分泌的尿素酶可以将标记的尿素分解，产物中依然会含有碳-13 或碳-14 的标记，随后二氧化碳从肺部呼出体外。因此，服用标记好的试剂一段时间后，检测受试者呼出气体中的含碳-13 或碳-14 的二氧化碳的量，就可以判断受试者胃部是否存

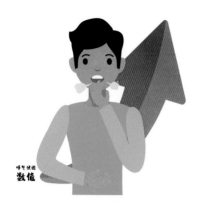

在幽门螺杆菌感染。

由呼气试验检查原理可知，只要受试者胃部感染的幽门螺杆菌能够分泌足够的尿素酶分解尿素，就能够使受试者呼出气体中含碳-13或碳-14的二氧化碳的量超标，超标量的高低，与分解尿素的数量有关，而与细菌感染的数量并没有必然的关联。并且，在实际操作中，由于各家医院所采用的设备、仪器、试剂不相同，其检测结果和正常值上限也不尽相同，且各位受试者服用的尿素剂量、胃排空时间、气体收集时间等均存在差异。所以，呼气试验结果无法反映受试者体内幽门螺杆菌感染的严重程度。

有一点需要指出，任何检测方法都不是百分之百的准确，碳-13呼气试验检测准确率95%以上。以碳-13呼气试验为例，其参考值一般为4，当检测结果在3.6～4.4之间时，该结果存在假阴性或假阳性可能，需要结合患者的具体临床情况进行综合判断，建议择期重新检测呼气或者采用其他检测方法，进一步明确是否存在幽门螺杆菌感染。

44

呼气试验检查流程是怎样的

呼气试验虽然是所有检测幽门螺杆菌检查中，流程最便捷的方法之一，但在进行检查的过程中，也需要注意一些细节，以免检查失败或结果不准确。开始检查前核对受检者信息和呼气试验的类型（碳-13/碳-14），在专业人员指导下应注意是否存在检查禁忌证。本文以碳-13呼气试验为例，详细介绍检查流程。

检查前注意事项：① 呼气试验检查一般应在早餐至上午进行，检测前受试者应空腹或至少禁食禁水 2 小时以上；② 检测前必须停用质子泵抑制剂（PPI）、H_2 受体拮抗剂以及其他种类的抑酸药物至少 2 周，停用抗菌药物（阿莫西林、克拉霉素、甲硝唑、左氧氟沙星、头孢类等）、铋剂类药物（丽珠得乐、胶体果胶铋等）及某些有抑菌作用的中药至少 4 周。

检查操作流程：① 受检者维持正常呼气，将气体吹进第一个气袋（第 0 分钟气袋），直至气袋饱满，并扭紧气袋盖；② 用饮用水冲服尿素试剂后，等待 30 分钟，使幽门螺杆菌对尿素进行充分分解，产生 NH_3 和 CO_2；③ 30 分钟后，受检者维持正常呼气，将气体吹进第二个气袋（第 30 分钟气袋），扭紧气袋盖；④ 将收集的第 0 分钟、第 30 分钟气袋插在碳–13 呼气检测仪上检测。

检查过程中注意事项：① 第 0、30 分钟呼气时，应平缓正常呼吸，勿憋气、倒吸气；② 冲服尿素试剂时水温 50℃以下，用量80～100 mL，确保试剂完全溶解；③ 30 分钟等待期间内不得吸烟、饮食、饮水以及剧烈运动；④ 呼气完成后应尽快进行检测。因特殊情

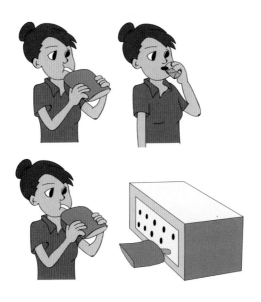

况不能尽快检测，可将集气袋放置在阴凉处保存，集气袋常温下可保存 1 周，结果不受影响。

45

为什么服用消炎药或胃药期间不能做幽门螺杆菌检查

在服用"消炎药"（如抗生素：阿莫西林、左氧氟沙星、克拉霉素、四环素、甲硝唑、呋喃唑酮等）或胃药（如质子泵抑制剂：奥美拉唑、泮托拉唑、兰索拉唑、雷贝拉唑、埃索美拉唑、艾普拉唑、富马酸伏诺拉生等；以及胃黏膜保护剂：枸橼酸铋钾、复方铝酸铋颗粒、胶体果胶铋、胃铋镁颗粒等）的时候，幽门螺杆菌的数量可能暂时下降，或幽门螺杆菌的活性下降，可能导致幽门螺杆菌检测不出，即出现"假阴性"。因此，幽门螺杆菌检测应当在停用胃药 2 周，停用抗生素 4 周以后进行。除此之外，服用某些具有抗菌作用的中草药、中成药等（如清热解毒类中草药：金银花、甘草、芦荟等）也可能导致幽门螺杆菌检查的假阴性。但此时幽门螺杆菌并不是真的被根除了，当停药后幽门螺杆菌随即"死灰复燃"，继续感染机体。如果此时贸然停止根除治疗，不但难以消灭幽门螺杆菌，还有可能因为抗生素的筛选作用，筛选出抗生素耐药的幽门螺杆菌，导致幽门螺杆菌更加难以根除。

综上所述，幽门螺杆菌检查前应当 1 个月内未曾使用抗生素，14 天内未使用抑酸药，7 天内未使用胃黏膜保护剂，且 7 天内不能服用清热解毒类的中成药和中草药。否则，幽门螺杆菌的检测结果可能会受影响。

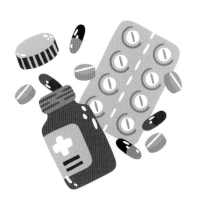

46

幽门螺杆菌需要频繁定期去检测吗

不少患者在接受幽门螺杆菌根除治疗之后或治疗过程中即感觉症状明显缓解甚至症状完全消失，误以为疾病已经"痊愈"，疗程结束后就不再复查，甚至自行中途停药。殊不知症状缓解并不等于已经"治愈"，有可能只是幽门螺杆菌数量及活性下降造成的假象。幽门螺杆菌根除治疗有一定的失败率，所有幽门螺杆菌感染患者都应该在根除治疗后进行幽门螺杆菌复查。复查时间应当在根除治疗结束后4~8周进行。多数患者在接受根除治疗后不需要复查胃镜，只需要复查幽门螺杆菌，推荐的检测方法是碳-13或碳-14呼气试验，不推荐进行血清学检验，因为后者无法判断是现在感染还是既往感染。如果复查结果呈阳性，建议3个月后再次复查，以评估是否需要再次根除治疗。幽门

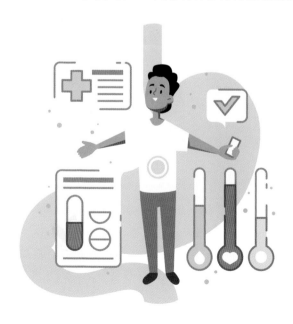

螺杆菌根除治疗后复查的目的是为了检验根除效果，以判断是否需要接受二次根除治疗。而早期发现根除治疗失败，尽早开展二次根除治疗也有利于改善根除治疗效果，以及降低幽门螺杆菌的不良影响。如果根除治疗后复查幽门螺杆菌阴性，则不需要继续频繁检测。

对于胃癌高危人群，应当在根除幽门螺杆菌后定期检测幽门螺杆菌。如果患者在根除幽门螺杆菌之后，中上腹不适、绞痛、烧灼痛、腹胀、恶心、反酸、烧心、嗳气、消化不良、食欲不振等症状没有减退，甚至发生体重减轻、呕血、大便发黑或排柏油样大便等情况，应当注意通过消化内镜检查、病理学检查、肿瘤标记物检验、影像学检查等方式，综合诊断病情。

47

若有胃癌家族史，全家人都要去检测幽门螺杆菌吗

建议全家人去检测幽门螺杆菌。

大量研究显示肠型胃癌（占胃癌大多数）的发生是幽门螺杆菌感染、环境及家族遗传因素共同作用的结果。因此，有胃癌家族史的朋友们体检时，医生通常会建议常规进行幽门螺杆菌的检测。此外，幽门螺杆菌可在家庭成员间传播，研究显示感染存在明显的家庭聚集现象。幽门螺杆菌阳性家庭成员的唾液、粪便和呕吐物中都可检测到幽门螺杆菌，成员用过的餐具、牙具，吃过的食物及饮用过的水，都可能是传染源。大多数幽门螺杆菌的感染发生在儿童和青少年时期，多数研究显示，家庭内传播是儿童感染幽门螺杆菌的主要途径，主要由父母尤其是母亲传播。相关研究发现，当父母存在幽门螺杆菌感染时，子女的感染率显著升高；配偶与同胞之间也存在传播现象。考虑到幽门螺杆菌感染的家庭聚居情况，有胃癌家族病史的人群，也推荐家人进行幽门螺杆菌的检测。

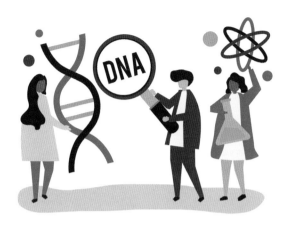

中国人喜欢团团圆圆，一家人围桌而坐、共进餐食才觉得热闹，然而，热闹的同时也为幽门螺杆菌传播打开了方便之门，一大群人"相濡以沫"，促进了幽门螺杆菌的家庭内传播。除会餐制外，咀嚼食物给儿童喂食、亲吻、饭前便后不洗手等行为，都为幽门螺杆菌的家庭内传播提供了便利。因此，当一个人感染幽门螺杆菌后，会持续不断地将幽门螺杆菌传播给自己的家人。因此，我们再次推荐家庭内采取分餐制，给幽门螺杆菌感染者单独提供餐具，避免给儿童喂食咀嚼后的食物，避免与幽门螺杆菌感染者接吻，养成饭前便后洗手的良好卫生习惯，以家庭为单位对幽门螺杆菌进行防控是阻断幽门螺杆菌感染和传播的重要策略。

48

有没有居家检测幽门螺杆菌的方法

近些年来，随着卫生健康知识的不断普及，人们对自身幽门螺杆菌感染情况的检测意愿逐年增强，那么有没有可以居家就完成检测的方法呢？答案是有的。除了去医院进行胃镜检查或呼气试验来检测幽

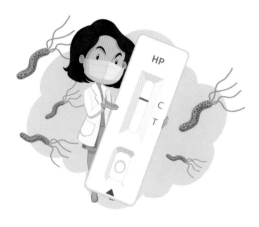

门螺杆菌之外，市面上也出现了各种丰富多样的幽门螺杆菌自测产品，让人眼花缭乱，采集样本包括唾液、粪便、牙垢等，售价在几十元至上百元不等。那么，对于这些各式各样的幽门螺杆菌居家自测方法，该如何选择呢？下面将对常见的幽门螺杆菌居家检测方法做逐一介绍。

幽门螺杆菌粪便抗原检测试剂盒。利用胶体金法对粪便中的幽门螺杆菌抗原进行检测，适用于确诊治疗后复查以及初次检测，检测前需要停服抑酸药 2 周，抗生素、铋剂及部分中药 4 周。相关临床研究报道，该方法检测幽门螺杆菌的敏感度为 90.48%，特异度为 90.00%，准确度约为 90.2%，其操作简便，可作为非侵入性诊断幽门螺杆菌感染个人初筛以及流行病调查的一种方法。

幽门螺杆菌快速检测试纸（干化学法）。检测样本为人口腔中的牙垢，将牙垢放于黄色反应膜中央，盖上透明标签膜，使粘有牙垢的试纸与衬纸紧密结合，常温静置 3 分钟观察颜色变化，该方法检测速度快，取样简单，但检测准确性不如呼气试验。

幽门螺杆菌染色液。检测样本为唾液，居家检测 5 分钟出结果。方式主要是将采集到的唾液加入样品瓶中，与相关反应液混匀放置 5～10 分钟，观察样品瓶中颜色，并与标准色卡进行比色，该方法取样简单，检测迅速，但准确性同样不如呼气试验及组织学检测等方法。

呼气试验寄检试剂盒。将碳-13 呼气试验制作成方便的检测套装，检测结果相较于其他居家检测方法更加准确，理论上可以达到和医院呼气试验检测相当的准确度。个人根据说明要求采集呼气样本后，通过有资质的权威检测机构回收样本和检测，并出具正规的检测报告。

个人可以凭借报告和结果前往医院进一步咨询专科医生指导诊治。

总体而言，在提供方便快捷的同时，居家检测幽门螺杆菌感染的技术越来越成熟，准确度越来越高。使得更多人能够方便地获得自己幽门螺杆菌感染情况的信息。然而居家检测还不能完全作为自行判断是否需要根治的依据，建议大家还是要前往医院听取消化科医生的建议和指导。

49

医生说我感染的幽门螺杆菌耐药了，有检测方法吗

采用标准的四联疗法进行幽门螺杆菌根除治疗，成功率并不是百分之百的，也有小部分人会发生治疗失败的情况，最有可能的原因便是幽门螺杆菌对所使用的抗生素产生了耐药。幽门螺杆菌耐药指感染者体内的幽门螺杆菌对抗生素产生了耐受性，即抗生素无法对其发挥杀灭作用，临床上可采用培养或分子生物学方法对耐药情况进行检测。幽门螺杆菌耐药检测方法包括药敏培养和实时聚合酶链反应技术。

药敏培养主要用于对相关抗生素的耐药检测，检测方法包括琼脂稀释法、浓度梯度法、纸片扩散法和微量肉汤稀释法，可以对阿莫西林、甲硝唑、左氧氟沙星、克拉霉素、四环素等目前用于幽门螺杆菌根除治疗的抗生素进行耐药检测。药敏培养诊断特异性高，

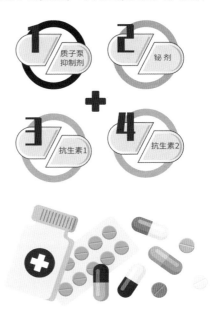

但培养步骤繁琐，敏感性偏低，不推荐用于幽门螺杆菌耐药判断的常规诊断。

除药敏培养外，还可以采用实时聚合酶链反应技术检测克拉霉素、左氧氟沙星耐药基因型，对指导抗生素的选择有重要临床价值。使用实时聚合酶链反应技术检测幽门螺杆菌耐药情况具有快速、即时、灵敏度和特异度高，以及所需要实验条件比较简便等优点，优于传统的细菌培养和药敏试验，更适合在临床进行推广。

五、幽门螺杆菌与胃病和其他疾病

50

幽门螺杆菌与胃黏膜炎症有什么关系

胃黏膜炎症（简称胃炎）是由于多种因素造成的胃黏膜损伤。在正常状态下，胃部细胞会分泌胃酸和胃蛋白酶，可以帮助食物消化并杀灭胃内细菌；同时胃部细胞间会"手挽手"形成紧密连接，并分泌碱性含有碳酸氢盐的黏液，筑起一道保护屏障，可进一步抵抗胃酸、胃蛋白酶对自身细胞的消化。但当有危险因素作用于胃部细胞，打破这种"损伤-保护"平衡，就会发生胃炎，临床上常表现为腹部隐痛不适或烧灼感、空腹时疼痛加剧、恶心、食欲不振、腹胀等。

幽门螺杆菌是胃炎发生的最主要病因之一，几乎所有幽门螺杆菌感染患者都会出现急性胃炎。其主要致病原因如下：首先，幽门螺杆菌的尾部有一款动力装置（鞭毛），能够像直升机的螺旋桨一样帮助幽门螺杆菌快速穿过胃酸，抵达胃黏膜上皮，随后通过黏附因子紧紧地依附于胃黏膜，避免被清除，通过尿素酶分解尿素产生氨，中和周围胃酸，提供适宜的生存环境；其次，幽门螺杆菌产生的多种毒素（尤其是 VacA 和 CagA 蛋白）能够损伤胃上皮细胞，削弱了胃保护机

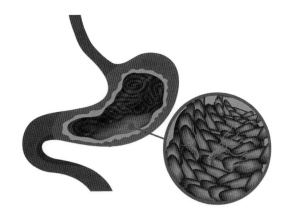

制；另外，胃酸能够进一步侵袭胃上皮细胞，加剧胃部炎症的发生。幽门螺杆菌急性胃炎虽然可自行缓解，但如不根治，80%～95% 幽门螺杆菌感染所致的急性胃炎会演变成慢性活动性胃炎。尽管多数幽门螺杆菌胃炎患者既无消化不良症状，也无严重病变，但小部分幽门螺杆菌胃炎具有发展成胃癌的可能。

51

幽门螺杆菌会引起胃黏膜萎缩吗

胃黏膜萎缩是由于胃黏膜上皮反复受到伤害，导致胃固有腺体萎缩甚至消失，严重者胃黏膜会变薄。患者会存在胃部胀痛、烧心、消化不良、排便异常等症状，甚至由于营养吸收障碍出现贫血。不仅如此，胃黏膜萎缩还是慢性胃炎向胃癌发展的重要环节，是公认的胃癌癌前状态，且胃癌发生风险随着萎缩的加重而升高。研究表明，萎缩性胃炎进展为胃癌的年发生率为 0.1%。

当萎缩范围大于胃内面积 20% 时癌变风险更高，弥漫性萎缩患者与局灶萎缩患者相比胃癌风险增加 12 倍以上，因此需高度重视。

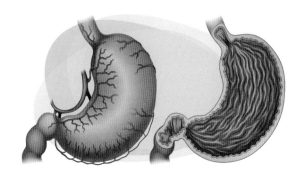

幽门螺杆菌感染是胃黏膜萎缩的重要病因，在 60%～90% 的慢性萎缩性胃炎患者的胃黏膜中可培养出幽门螺杆菌。幽门螺杆菌产生的酶、毒素以及其感染激发的免疫反应损伤胃黏膜，造成胃黏膜慢性炎症，后者可导致胃固有腺体破坏而发生萎缩。长期幽门螺杆菌感染所致的炎症免疫反应可使部分患者发生胃黏膜萎缩：早年幽门螺杆菌胃部感染者可在 20 岁时发生慢性萎缩性胃炎，随着感染时间的延长病变程度越重，在 40～50 岁后萎缩病变的发生率可增加至 90%，胃窦、胃体部均可受累。因此，根治幽门螺杆菌尤为重要，根治后可减缓炎性反应向萎缩的发展和降低胃癌发生率。

52

幽门螺杆菌会引起溃疡病吗

消化性溃疡是一种由于胃酸等消化液损伤消化道黏膜，病变侵及黏膜下层的常见胃肠道疾病，其发病具有季节性、长期性、周期性和节律性。临床主要表现为上腹部烧灼样腹痛，服用抗酸药后好转。消化性溃疡的存在会暴露黏膜下的血管，因此出血是消化性溃疡最常见的并发症，可能引起呕血、黑便、贫血、乏力等症状，当胃酸侵蚀小动脉时则会出现大出血，危及生命。此外，消化性溃疡由于炎症反复刺激，可能会进展为胃癌，因此需要及早干预。

幽门螺杆菌感染是消化性溃疡发生的重要原因，大约 15%～20% 的感染者可能会出现消化性溃疡，幽门螺杆菌阳性患者一生中患消化性溃疡病的风险是幽门螺杆菌阴性者的 3～10 倍。在消化性溃疡患者中，超过 70% 人群感染幽门螺杆菌，其主要致病原因如下：首先，幽门螺杆菌定植于胃黏膜上皮表面，可通过产生多种毒力因子（尤其是 CagA 和 VacA），让人体消化道黏膜的免疫系统被激活，进而释放各种炎性介质，而这种炎症介质会加剧消化道黏膜细胞损伤，从而削弱消化道黏膜屏障功能和修复功能；其次，幽门螺杆菌能够产生黏液酶，这种酶的作用是降解胃黏膜细胞分泌的黏液，也就是破坏了黏液屏障，因此胃酸会从胃腔反向弥散至胃黏膜上皮，损伤细胞；另外，幽门螺杆菌还会产生尿素酶，它能够分解黏膜上皮表面的尿素，并产生氨，氨是一种碱性物质，使胃黏膜细胞"误以为"自己正处于较高pH环境，因此会增加胃泌素释放，刺激胃酸分泌增加，过高的胃酸可加剧消化道黏膜损伤，最终形成溃疡。

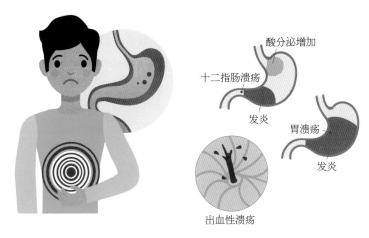

幽门螺杆菌与溃疡病的关系

53

幽门螺杆菌会引起小肠溃疡吗

小肠包括十二指肠、空肠、回肠三部分，其中十二指肠与幽门最为接近，更容易感染幽门螺杆菌，因此小肠溃疡最常见的是十二指肠溃疡，主要临床表现为中上腹部疼痛，可为钝痛、灼痛、胀痛或剧痛，也可表现为仅在饥饿时隐痛不适，与饮食有明显的相关性和节律性，即"疼痛-进食-缓解"。十二指肠壁比较薄弱，因此溃疡严重时可能会出现肠穿孔，从而导致腹膜炎等危及生命的情况。

几乎 100% 的十二指肠溃疡患者可在体内测得幽门螺杆菌，因此幽门螺杆菌无疑是引起小肠溃疡的主要原因。不同部位的幽门螺杆菌感染引起溃疡的机制有所不同，小肠溃疡的发生机制主要是胃酸分泌高于肠道的防御作用。胃窦部感染为主的患者中，幽门螺杆菌通过抑制胃泌素调节细胞（D 细胞）的活性，所以胃泌素的分泌不受控制，造成高胃泌素血症，从而引起胃酸分泌增加；同时，幽门螺杆菌还可以直接作用于肠嗜铬样细胞，刺激它们释放促进胃酸分泌增加的物质（组胺）。这些因素都会让胃窦部呈现高酸分泌状态，极易诱发十二指肠溃疡。

根治幽门螺杆菌可逆转或部分逆转上述胃酸分泌增多的现象，不仅可以促进溃疡愈合、提高溃疡愈合质量，还能够显著降低溃疡复发率——依靠常规抑酸药物治疗溃疡，溃疡愈合后年复发率可达50%～70%，但根治幽门螺杆菌后溃疡复发率仅在 5% 以下，可以达到彻底治愈的效果。

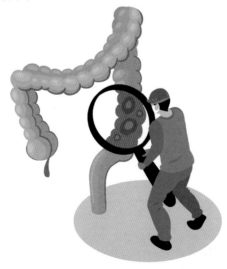

54

幽门螺杆菌是"致癌物"吗

早在 1994 年，世界卫生组织已将幽门螺杆菌列为 I 类致癌因子；2021 年底，美国卫生及公共服务部发布的第 15 版致癌物报告中将幽门螺杆菌列为明确致癌物。幽门螺杆菌不仅是胃癌、胃淋巴瘤等胃部恶性肿瘤的主要病因，还与其他胃肠道肿瘤和胃肠道外肿瘤高度相关。

胃癌的发生是一个复杂的过程，即正常胃黏膜→慢性炎症→萎缩性胃炎→肠上皮化生→上皮内瘤变→胃癌。幽门螺杆菌在这个过程中起重要作用。流行病学资料显示，绝大部分胃癌患者是发生在幽门螺杆菌感染率最高的地区。据估计，约 90% 的胃癌发生与幽门螺杆菌感染有关；即使切除胃癌，幽门螺杆菌的存在也会促进胃癌复发。

除胃癌之外，幽门螺杆菌感染还可诱发胃淋巴瘤，因为胃淋巴瘤的发生必须建立在胃部慢性炎症的基础上。超 50% 的胃淋巴瘤会发生胃黏膜肠化，甚至进展为胃腺癌。约 70%～80% 的胃淋巴瘤患者可通过幽门螺杆菌根除治疗达到有效治愈的目的，超过 80% 的病例于再次根治后可达到完全缓解。

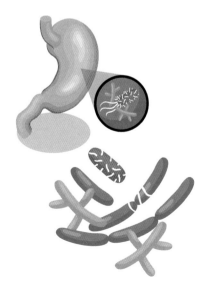

此外，目前已证实结直肠癌与幽门螺杆菌感染显著相关。结直肠腺瘤是结直肠癌的癌前病变，研究表明，结直肠腺瘤病例中幽门螺杆菌感染率为 55%，且幽门螺杆菌相关萎缩性胃炎或肠上皮化生患者发生结肠癌的风险显著升高。

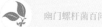

对于肝癌而言，也有研究在人原发性肝细胞癌组织中检测到幽门螺杆菌，并且发现根治幽门螺杆菌后肝细胞癌的发病率由 5.9% 降至 3.6%，提示幽门螺杆菌有可能参与肝细胞癌的发生。

55

感染了幽门螺杆菌，一定会发展成胃癌吗

胃癌的发生是多因素、多阶段、多步骤的过程。幽门螺杆菌感染的患者中，约 80%～95% 会发生慢性浅表性胃炎，约 50% 会发展为慢性萎缩性胃炎，约 40% 会出现肠上皮化生，约 8% 演变为胃癌前病变（上皮细胞异型增生），仅 1% 左右的人群会最终发展为胃癌。也就是说，在异型增生阶段之前及时刹住车，就不会发生胃癌。

幽门螺杆菌感染是胃癌发生最重要也是最可控的危险因素，及早根治幽门螺杆菌可使萎缩性胃炎病程推后 1～2 年，甚至对胃黏膜萎

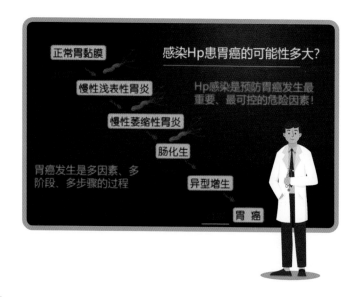

缩和肠化生有逆转作用，是阻止胃癌发生的关键环节。根治幽门螺杆菌者与未根治者相比，胃癌的发病率会降低43%。因此，早期发现和根治幽门螺杆菌，对胃癌的防控和减轻胃部炎症均有积极作用。

此外，遗传因素亦是胃癌发生的重要原因之一，存在胃癌家族史的朋友需高度警惕。多种环境因素也参与胃癌的发生发展，如食物中含有过多硝酸盐（如腌制食品、加工的肉类、隔夜饭菜等）、微量元素比例失调（缺乏维生素 C 等）、吸烟、饮酒、缺少新鲜蔬菜水果摄入以及经常食用霉变、腌制、熏烤和油炸食物或过多摄入食盐均可增加胃癌发生的危险性。因此，若感染幽门螺杆菌，需要养成良好的生活习惯，戒烟戒酒，防止加剧幽门螺杆菌对胃黏膜屏障功能的破坏和致癌作用。

56

幽门螺杆菌感染时间越久危害越大吗

幽门螺杆菌感染会引发胃黏膜发生活动性的炎症反应，这种炎症反应若长期存在会使人体的胃黏膜细胞萎缩和肠化生的发生率及严重程度增加，甚至增加胃癌的发生风险。

有研究显示，早年幽门螺杆菌胃部感染者可在 20 岁时发生慢性萎缩性胃炎，随着感染时间的延长病变程度越重，在 50 岁后萎缩病变的发生率可增加至 90%，且表现为胃窦胃体部均受累。也有研究显示，幽门螺杆菌阳性者肠上皮化生发生率在 1 年后显著高于幽门螺杆菌阴性者（38.5% vs. 17.9%）。而在幽门螺杆菌转阴的患者中，胃黏膜炎症严重程度显著降低，无新的肠化生出现，部分患者的肠化生还有不同程度的减轻。

在消化性溃疡发生方面，持续幽门螺杆菌感染者 10 年后消化性溃疡的发生率从 29.8% 增加至 53.2%，随着感染时间的延长而不断增

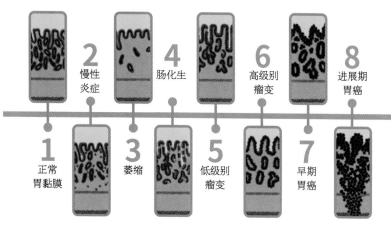

胃癌的演变过程

加；而幽门螺杆菌转阴者消化性溃疡的发生率由 10 年前的 68.8% 降至 10 年后的 12.5%。

在胃癌进展方面，幽门螺杆菌感染后 5 年、10 年和 20 年的胃癌累积发病率分别为 0.37%、0.50% 和 0.65%。连续 16 年感染幽门螺杆菌的患者胃癌前状态（如肠上皮化生和异型增生）进展为胃癌的风险显著高于根治者，提示长期暴露于幽门螺杆菌与胃癌进展密切相关。

综上所述，长期暴露于幽门螺杆菌感染发生胃部疾病的概率显著增加，所以一旦发现感染幽门螺杆菌，请尽早进行正规治疗。

57

家里有人得过胃癌，我要检测幽门螺杆菌吗

家里人一般指一级亲属，即父母、子女以及亲兄弟姐妹。如家里有人得过胃癌，需要检测幽门螺杆菌。

中国是一个胃癌发病率和死亡率都很高的国家。根据 2020 年世

界卫生组织的统计，全球新发的胃癌病例超过 100 万例，而中国超过 50 万例，成为全球胃癌发病率最高的国家。除此之外，胃癌表现出了明显的家族聚集现象。调查发现，胃癌患者的一级亲属（即父母、子女和亲兄弟姐妹）患胃癌的危险性比一般人群平均高出 3 倍。这提醒我们，如果家里人得过胃癌，就一定要提高警惕，进行定期体检如幽门螺杆菌检测、胃镜检查等，及早发现，尽快治疗。

幽门螺杆菌作为明确的致癌物质，在全球范围内的感染率都在逐年增高，特别是在我国，感染率可达 50% 以上。幽门螺杆菌与胃癌的发生密切相关，占胃癌大多数的肠型胃癌的发生模式为：正常胃黏膜→浅表性胃炎→萎缩性胃炎→肠化生→异型增生→胃癌。幽门螺杆菌可以促进胃黏膜萎缩和肠化生的发生发展，因此幽门螺杆菌感染在肠型胃癌中起关键作用。除此之外，幽门螺杆菌还是一种可以在家庭成员之间传播的致病菌，它可以通过口-口、粪-口和水源途径进行传播。多项研究表明，幽门螺杆菌是胃癌最重要的、可控的危险因素，根除幽门螺杆菌可有效降低胃癌的发生率。所以，检测并根治幽门螺杆菌是一项十分有必要的事情，尤其是对有胃癌家族史的人群。

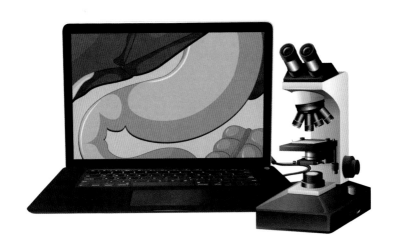

58

消化不良患者都要检测幽门螺杆菌吗

是需要的。

消化不良包括一组症状，表现为上腹疼痛、胀闷、早饱、烧灼感、嘈杂感、胃口差、嗳气、恶心、呕吐等。患者可能只表现为其中一种或几种症状。消化不良还可分为器质性消化不良和功能性消化不良。其中，器质性消化不良是由食管、胃、肠、肝、胆、胰等消化器官本身的器质性病变引起，如反流性食管炎、消化性溃疡、胆囊炎等，必须针对病变本身进行治疗才能好转。而功能性消化不良是起源于胃、十二指肠等的功能性疾病，主要原因是胃、十二指肠等的功能

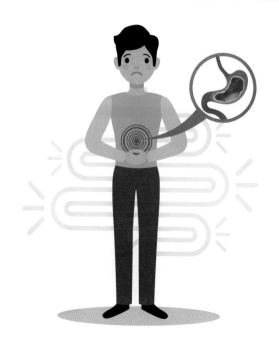

失调、内脏敏感性增高等，如肠易激综合征等。

幽门螺杆菌感染可损伤胃黏膜，导致胃黏膜的炎症，使胃、十二指肠等消化器官的敏感性增高、蠕动功能受损等，从而引起消化不良。

幽门螺杆菌感染者中约 10% 可出现消化不良症状。这些患者经过胃镜、上腹部 B 超、血生化乃至 CT 等检查后均未发现食管、胃、肠、肝、胆、胰等器质性疾病。其中约 50% 的患者在根治幽门螺杆菌后消化不良症状会长期缓解，缓解时间至少超过 6 个月；另有约 50% 的患者，在根治幽门螺杆菌后，消化不良症状没有改善，或只稍微好转，或短暂改善后又复发，这就可能属于功能性消化不良，必须按照功能性消化不良进行治疗。

因此，对于消化不良的患者，幽门螺杆菌检测是一项必需的检查项目。可以根据杀菌后的症状变化，来判断消化不良是否是由幽门螺杆菌感染所导致。

59

胃息肉患者也要检测幽门螺杆菌吗

胃息肉是指胃黏膜上皮发生的局限性病变，向胃腔内突出隆起。有学者依据组织病理学特征将其分为增生性息肉、炎性息肉、腺瘤性息肉、胃底腺息肉、错构瘤性息肉等。胃息肉被认为是胃癌的癌前病变，尤其是腺瘤性息肉。不同的息肉类型癌变率差异较大，因此，胃息肉一经发现，必须取活检，根据病理结果采取相应的措施。及时发现、积极治疗胃息肉对于降低胃癌的发病率有重要的临床意义。

胃息肉的具体病因及发病机制尚不明确，但大量研究表明胃息肉的发生与幽门螺杆菌感染、长期应用抑酸药、胆汁反流、基因遗传、环境、吸烟、饮食等存在一定的相关性。

胃息肉的发生是由于胃黏膜在长期慢性炎性反应的刺激下，胃上皮

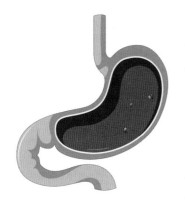

细胞的过度再生造成的。幽门螺杆菌可导致胃黏膜的炎症，还可引起胃肠激素水平的变化，从而导致胃上皮细胞分裂和增生，促进胃息肉的发生发展。抗幽门螺杆菌治疗能有效抑制部分息肉的生长，并能预防息肉切除后的复发。近年我国开展的几项多中心长期随访研究结果也显示根治幽门螺杆菌对预防胃癌具有明显的远期效益。因此，积极根治幽门螺杆菌对于胃息肉的治疗、预防胃癌的发生具有重要的临床意义。

因此，在发现有胃息肉时，推荐进行幽门螺杆菌检测，如果幽门螺杆菌感染阳性，应及时进行幽门螺杆菌的根除治疗。

60

为何医生要让贫血患者检测幽门螺杆菌

缺铁性贫血是临床最常见的一类贫血。血红蛋白是血液的主要组成成分，而血红蛋白的合成需要铁的参与。缺铁性贫血是由于体内铁储备耗竭，血红蛋白合成减少而引起的贫血。引发铁储备减少的常见原因有铁摄入量减少、铁丢失过多以及铁需求增加。然而，部分不存在上述病因的患者也可能发生缺铁性贫血，如幽门螺杆菌感染者。

那么幽门螺杆菌是如何导致缺铁性贫血的？

幽门螺杆菌感染会增加机体对铁的需求。幽门螺杆菌生长繁殖的过程中需要从人体中摄取铁，使体内的铁向幽门螺杆菌定植部位转移，进而导致骨髓内铁的储备量明显减少，从而影响血红蛋白的生成。

幽门螺杆菌感染会影响铁的吸收。幽门螺杆菌感染会加重萎缩性胃炎，而萎缩的胃壁细胞分泌胃酸的能力减弱，胃酸过少和胃酸缺乏会阻碍人体对铁的吸收。除此之外，铁的吸收部位是在十二指肠和空肠上段，而幽门螺杆菌感染易导致十二指肠溃疡，破坏了十二指肠正常的生理功能，引起铁吸收障碍。

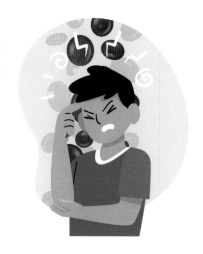

幽门螺杆菌感染还可增加铁的流失。幽门螺杆菌可引起糜烂性出血性胃炎，导致患者出现显性或隐性的失血，长期失血可直接导致缺铁性贫血的发生。有时虽然胃镜检查没有发现任何出血灶，但幽门螺杆菌可引起上皮细胞功能紊乱，从而导致铁元素从胃、十二指肠黏膜流失。

因此，对于不明原因的难治性缺铁性贫血患者，均应进行幽门螺杆菌检测，阳性患者给予根除幽门螺杆菌治疗。

六、幽门螺杆菌的治疗

61

小朋友感染了幽门螺杆菌，没有症状也需要治疗吗

目前，对于无症状或症状轻微的儿童，我国专家共识尚不推荐为了预防成人期幽门螺杆菌相关并发症而进行根除治疗。

首先，儿童感染者发生相关并发症的概率较低，大部分的儿童感染后没有任何表现。其二，儿童由于是幽门螺杆菌易感人群，其再感染的风险较高。而成年人根除幽门螺杆菌后，其再感染率仅为2%～4%。除此之外，儿童感染者可以使用的抗生素有限，且不良反应较大；而且儿童治疗依从性较差，容易导致治疗失败及产生继发细菌耐药。

那什么情况下儿童感染者需要进行幽门螺杆菌根除治疗呢？

一般来说，当儿童感染者有以下情况时建议进行幽门螺杆菌的根除治疗：消化性溃疡、胃黏膜相关淋巴组织淋巴瘤、慢性胃炎、一级亲属中有胃癌患者、不明原因的难治性缺铁性贫血、计划长期服用非甾体类抗炎药等。

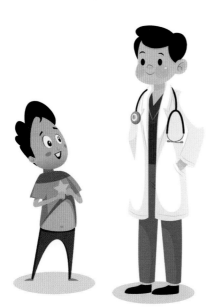

在我国，幽门螺杆菌感染主要发生在儿童和青少年时期，这主要是因为我国有将咀嚼后食物喂食儿童的习惯。大量研究表明，家庭内传播是儿童感染幽门螺杆菌的主要途径，而儿童长期慢性感染幽门螺杆菌将会在一定程度上影响其生长发育。因此，以家庭为单位的

幽门螺杆菌检测与治疗可预防儿童幽门螺杆菌的感染。

目前来说，我国专家共识尚未建议在儿童中进行常规幽门螺杆菌检测。在幽门螺杆菌感染高发地区，可考虑在 12 岁以后开始筛查和治疗，以预防胃黏膜萎缩和肠化生。

62

老人感染幽门螺杆菌，没有症状也需要治疗吗

老年人是一个特殊的群体，其身体功能开始下滑，生理功能也在逐步衰退，对疾病的抵抗力、免疫力均明显下降，发生各种疾病的风险逐渐升高。除此之外，老年人患癌的风险也较大，根治幽门螺杆菌是一项非常有必要的事情。

幽门螺杆菌与胃癌的发生密切相关，占胃癌大多数的肠型胃癌的发生模式为：正常胃黏膜→浅表性胃炎→萎缩性胃炎→肠化生→异型增生→胃癌。幽门螺杆菌可以促进胃黏膜萎缩和肠化生的发生发展，

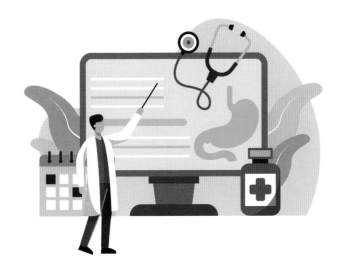

因此幽门螺杆菌感染在肠型胃癌中起关键作用。多项研究表明，幽门螺杆菌是胃癌最重要的、可控的危险因素，根治幽门螺杆菌可有效降低胃癌的发生率。

　　一般来说，根治幽门螺杆菌的最佳时机是在胃黏膜出现萎缩前，但老年人的胃黏膜大多已有萎缩或肠化生。那么，老年人根除幽门螺杆菌是否还能获益？研究表明，60 岁以上人群进行幽门螺杆菌根治患胃癌风险可降低 18%。根治幽门螺杆菌虽难以使萎缩和肠化生扭转，但可防止萎缩和肠化生的进一步发展，以此降低胃癌的发生率。因此，出现萎缩和肠化生后进行幽门螺杆菌根治仍可获益。

　　由于老年人群体的复杂性，是否进行幽门螺杆菌根治也应因人而异。如果老年人患有较严重的基础疾病或年龄大于 80 岁，一般不推荐进行幽门螺杆菌根除治疗。其他老年人，无论有无症状，均推荐进行幽门螺杆菌的常规检测和治疗。

63

感染了幽门螺杆菌，一定要进行根治吗

　　无论有无临床症状，几乎所有的幽门螺杆菌感染者都存在不同程度的慢性活动性胃炎，而且感染诱发的炎症还可能进一步造成胃黏膜萎缩以及肠上皮化生。我国《第六次全国幽门螺杆菌感染处理共识报告（2022）》建议，对成年人而言，只要无特殊情况，所有人一经证实存在幽门螺杆菌感染，均应进行根除治疗。

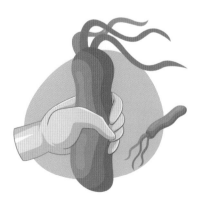

　　根治幽门螺杆菌后胃黏膜的

活动性炎症可逐渐减退并最终消失，慢性炎症反应也将会不同程度减轻，同时可延缓或阻止胃黏膜萎缩以及肠上皮化生的发生与发展，并使部分患者的胃黏膜萎缩甚至肠上皮化生得到逆转，降低胃癌发生风险。因此，根治幽门螺杆菌的获益远大于可能出现的负面影响。

存在以下特殊情况的幽门螺杆菌感染者，应及时咨询专科医生进行充分的风险获益评估，以明确是否需要进行根除治疗：① 合并肝肾功能异常等多系统疾病；② 难以耐受药物治疗；③ 存在过敏风险以及正在应用与根除治疗用药存在相互作用的药物；④ 存在肠道菌群失调等。

总而言之，对于一般成年人，感染幽门螺杆菌后，只要不存在上述特殊情况（具体需咨询医生），都建议进行根除治疗。

64

感染了幽门螺杆菌，可以先"缓一缓"再治疗吗

很多人在确诊了幽门螺杆菌感染后，总是抱着"缓一缓后再治疗"的心态，产生"我没有任何的症状和不适，等胃不舒服的时候再治疗吧""听说幽门螺杆菌治疗要避免外出聚餐，还不能喝酒，我最近应酬比较多，等过一阵子不忙了再治吧"等各种不正确的想法。

殊不知，幽门螺杆菌感染对胃的损伤是一个随着时间推移逐渐加重的过程，如果在诊断初期不进行治疗，细菌会在胃黏膜中大量繁殖，引起慢性胃炎、胃溃疡等一系列疾病，

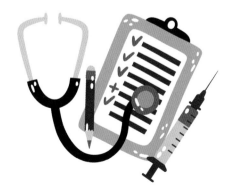

诱发胃出血、胃穿孔等并发症，情况最严重的还可能导致胃癌的发生。早期、及时地进行规范的幽门螺杆菌根除治疗，可以有效减轻胃部的慢性炎症，延缓或阻止萎缩性胃炎以及肠上皮化生等癌前病变的发生与发展，从而降低罹患胃癌的风险。

从另一方面来讲，尽早地根治幽门螺杆菌还可以一定程度上保护和自己一起就餐的家人和朋友，降低他们被感染的风险。"一人除菌，全家受益"并不是一句空话，越早接受根除治疗，远期获益越大。

65

家庭成员感染了幽门螺杆菌，需要全家检测吗

需要。

幽门螺杆菌感染往往出现"一人患病，全家感染"的情况，表现出明显的家庭聚集现象。这是为什么呢？这与幽门螺杆菌的传播途径密不可分。研究表明，幽门螺杆菌可以通过口-口、粪-口和水源途径进行传播。这导致幽门螺杆菌成为一种可以在家庭成员之间传播的致病菌。家庭内传播成为幽门螺杆菌感染的主要方式之一。

成年幽门螺杆菌感染者不经治疗很少痊愈，被幽门螺杆菌感染的家庭成员始终是潜在的传染源。当与幽门螺杆菌感染的家庭成员共同生活时，其他成员的幽门螺杆菌感染风险会大幅增加。因此，目前推荐家庭中有幽门螺杆菌感染的所有成年家庭成员均应考虑进行幽门螺杆菌的筛查和根除治疗。除此之外，家庭内传播是儿童感染幽门螺杆菌的主要途径，主要是由父母尤其是母亲传播。因此，全家检测并进行根除治疗也是对小朋友最大的保护。而对于老年人，除非患有较严重的基础疾病或年龄大于 80 岁，那么无论有无症状，均推荐进行幽门螺杆菌的检测和根除治疗。

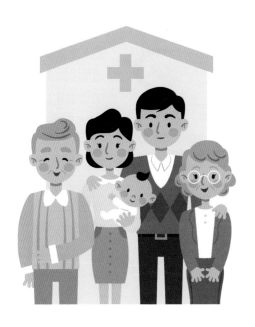

同时，为了避免重复和交叉感染，家庭成员应养成良好的卫生和饮食习惯，如推荐使用公勺、公筷，提倡分餐制，避免共用茶杯、牙刷、牙刷杯等行为，避免食用受污染的食品和饮用受污染的水等。通过采取这些措施，可以有效降低幽门螺杆菌在家庭成员之间传播的风险。

66

治疗幽门螺杆菌，到底要吃几种药

很多患者有这样的疑问，即为什么医生给我开的治疗幽门螺杆菌的药物比别人的要多，是不是我的情况更严重？答案是否定的。实际上，目前常用的幽门螺杆菌根除疗法分为两种，一种是包括 3 种药物的标准克拉霉素三联方案，另一种是包含 4 种药物的经典铋剂四联

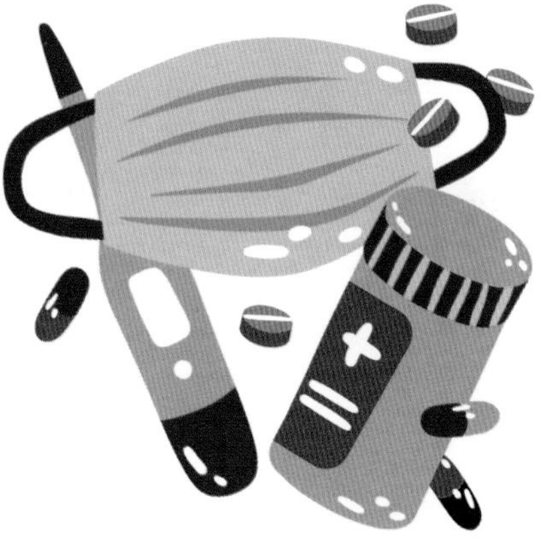

方案，由质子泵抑制剂（抑酸药）+ 铋剂 + 两种抗生素组成。近年来，随着克拉霉素耐药率的上升（2022 年最新数据显示高达 40% 以上），标准克拉霉素三联方案的治疗效果不断下降，我国最新的指南推荐将铋剂四联方案作为幽门螺杆菌治疗的首选方案。方案的整个治疗周期一般为 14 天，对幽门螺杆菌的根治率均可达到 85% 以上。最新的大剂量二联方案（质子泵抑制剂 + 阿莫西林）也有不亚于四联方案的根除效果，且不良反应更少。

尽管各种治疗方案看似大同小异，但具体的选择仍需要在专科医生的指导下进行。一般来讲，根治方案中抗菌药物组合的选择应参考当地人群幽门螺杆菌的耐药率和个人抗菌药物使用史。无论是用于其他疾病或幽门螺杆菌治疗，对曾经使用过克拉霉素、喹诺酮类药物（如左氧氟沙星）和甲硝唑的患者，其发生抗生素耐药的概率要比第一次使用人群更高。除此之外，根除治疗方案的选择还应该权衡疗效、费用、潜在不良反应和药物可获得性，做出个体化抉择。

67

国内的幽门螺杆菌杀灭方案和国外一样吗

目前，我国普遍应用质子泵抑制剂（抑酸药）+ 铋剂 + 两种抗生素的四联组合作为幽门螺杆菌的根治方案，用药周期一般为 14 天，该方案在非耐药情况下的有效根治率可达 85% 以上。鉴于我国甲硝唑和左氧氟沙星的耐药率很高（均超过 40%），在常规治疗中一般不推荐这两种药物联用，而是选择阿莫西林以及呋喃唑酮等耐药率较低的抗生素作为替代。

与我国指南推荐的幽门螺杆菌根治方案类似，美国、加拿大以及欧洲等国家和地区的指南共识意见也均推荐铋剂四联疗法作为根除幽门螺杆菌的一线治疗方案。

而与我国同为东亚国家的日本，其幽门螺杆菌的治疗方案以及用药周期却存在较大的不同。日本的指南并不太重视铋剂的作用，认为单独使用铋剂是无效的，目前推荐使用包含克拉霉素的三联方案，其中，抑酸类药物选择的是兰索拉唑，而抗菌药物一般是克拉霉素和阿莫西林，治疗疗程一般为 7 天，据统计，该方案在非耐药日本患者人群中的根治率在 80% 左右。与中国的患者人群不同，甲硝唑在日本的使用率很低，因此耐药率也很低，所以日本的指南推荐在首次正规抗幽门螺杆菌治疗失败患者的治疗方案中使用甲硝唑替换耐药率较高的克拉霉素。

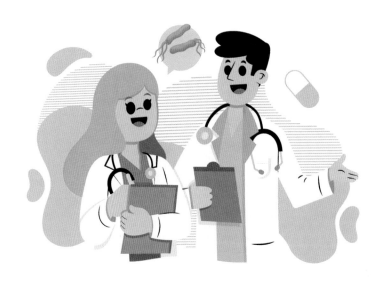

68

为何吃两种药也可以杀幽门螺杆菌

近年来，随着克拉霉素、甲硝唑等抗生素耐药率的不断增加，导致目前的幽门螺杆菌四联方案的根治率有所下降，另外，四联方案也因为成本高、药物种类过多降低了患者依从性。因此，新的抗幽门螺杆菌感染方案的提出具有重要意义，这其中就包括大剂量二联疗法。

该方案包括大剂量抑酸药（质子泵抑制剂，PPI）以及大剂量阿莫西林两种药物。简单来讲，增加 PPI 的用量，主要是为了减少胃酸，将胃内的 pH 提高到 6～8，使幽门螺杆菌处于生长活跃期，这时使用抗生素更易杀菌。一般来讲，临床医生在使用二联疗法时，多会选择抑酸效果更为强大的第二代 PPI，如艾司奥美拉唑和雷贝拉唑。另外，一种名为"钾离子竞争性酸阻滞剂（P-CAB）"的新型抑酸药物，如伏诺拉生、替戈拉生，具有快速、持续抑酸的特点，可替代二联疗法中的 PPI 类药物。对于抗生素来说，二联疗法一般首选阿莫西林，其起效快、具有良好的杀菌作用以及较低的耐药率，并且在大剂量使用的情况下不会引发明显的不良反应。

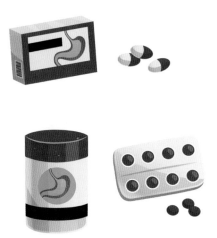

评估幽门螺杆菌的治疗方案有效程度，主要考量不良事件、根治率、患者依从性三个方面。那么，相比于标准的四联根除治疗方案，大剂量二联疗法是否更具有优势呢？来自国内外的多项临床研究表明，大剂量二联疗法不良事件较少，根治率达到 90% 以上，且因为不良事件较少，患者依从性也较好。目前，该方案已被部分国家指南推荐为根治幽门螺杆菌的一线治疗方案和补救治疗方案，并可能成为未来治疗幽门螺杆菌的新趋势。

69

为何吃阿莫西林前要做青霉素皮试

一般来讲，幽门螺杆菌根治方案中如果包含阿莫西林，那么医生均应在开药的同时为患者进行青霉素皮试。

阿莫西林又叫"羟氨苄青霉素"，为半合成青霉素类广谱抗生素，具有杀菌作用强，穿透细胞壁的能力强的特点。和青霉素类药物相似，它可能引起严重的过敏反应，因此无论采用何种给药途径、口服、肌注或静脉注射，均需要在用药前进行皮试。国家卫生部门也明确规定，"使用阿莫西林前必须进行青霉素皮肤试验，阳性反应者禁用。"

那么，青霉素过敏到底有哪些反应呢？一般青霉素过敏可以见到皮疹、渗出性红斑、发热、血管神经性水肿等，最严重的就是过敏性休克，虽然发生率比较低，但是一旦发生，患者可以在数分钟内呼吸困难，血压降低，昏迷，如果不及时抢救就会立即死亡。青霉素过敏的机制与患者对青霉素本身、分解物、所含杂质敏感有关。过敏反应的发生与药物剂量的大小关系不成正比，不管何种药物制剂，何种给药途径，即使及其少的

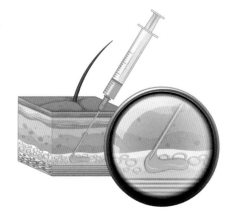

量都会有可能引起过敏性休克。所以，青霉素过敏者不仅不可以注射青霉素，也不可以口服青霉素。而且过去对青霉素不过敏并非永远不过敏，所以如果要再次使用青霉素，成人在 7 天之内，小儿在 3 天之内未使用青霉素者都必须重新进行皮试。

70

治疗幽门螺杆菌感染，能自己网购药物吗

一般来讲，治疗幽门螺杆菌的药物均应由正规医疗机构的专科医生开具，不建议在网上自行购买。

虽然幽门螺杆菌的治疗方案大同小异，但考虑到不同患者个体身体状况、存在基础疾病的不同，以及各地区间幽门螺杆菌的耐药情况不同，幽门螺杆菌的治疗药物选择也不尽相同。就治疗方案中的抗生素而言，目前在我国幽门螺杆菌阳性的患者人群中，阿莫西林、四环

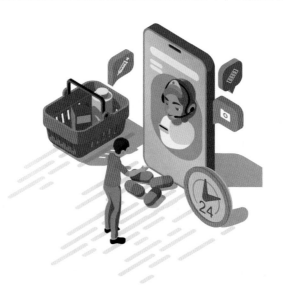

素以及呋喃唑酮等抗生素的耐药率还处于较低的水平，所以医生一般会为患者首选包含有这几种抗生素的治疗方案。如果患者未按照处方医嘱自行购药，那么就可能出现抗生素耐药的情况，非但无法有效根治幽门螺杆菌，出现药物不良反应、药物过敏的概率也大大增加。

另外，治疗方案中还有一类重要的药物，那就是抑酸药物——质子泵抑制剂（PPI），常见的种类包括雷贝拉唑、泮托拉唑、奥美拉唑等。这类药物到底应该选择哪一种来加入四联治疗方案中，也是因人而异的。由于部分抑制胃酸分泌的药物会影响一些心脑血管疾病药物（如氯吡格雷）的代谢及功效，有相关疾病和正在服用相关药物的患者在选择除菌方案时，更要提前与主治医生沟通，切不可盲目自行选择药物。

总的来说，幽门螺杆菌除菌方案的选择应该权衡疗效、费用以及潜在不良反应，在专科医生的指导建议下，作出个体化的抉择。切不要为图一时方便，而毁了自己的健康。

71

根除治疗期间，能喝酒吗

绝对不能！

首先，酒精会对胃黏膜造成直接损伤，有可能导致急性胃炎甚至溃疡，同时酒精的刺激使胃酸分泌增加，加重胃黏膜的损害，而且部分根除幽门螺杆菌治疗的药物（如阿莫西林、四环素等多数抗生素）在酸性环境中会不稳定或不能发挥活性，影响治疗效果。

其次，也是最重要的，酒精会干扰抗生素的代谢，尤其是在服用甲硝唑、呋喃唑酮的同时喝酒会产生双硫仑样反应，出现精神恍惚、视觉模糊、恶心、呕吐、头晕、头痛、胸闷、气短、呼吸困难、喉头水肿、血压下降甚至意识丧失等，严重者会危及生命，也就是很多人常说的"头孢配酒，说走就走"。不仅根除治疗期间全程不能喝酒，

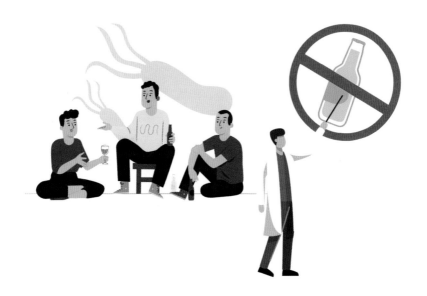

最好停药后 1 周以内都不要喝酒，以便药物充分从人体代谢出去，保证安全。同时，也尽量不要吃含有酒精类的药物、食物、饮料等，如常用的藿香正气水，或者酒心糖、含有酒精的饮料等。

最后，根治幽门螺杆菌的药物基本上都是在肝脏进行代谢，而且服药的种类和剂量比较多，会导致肝脏的负担加重，甚至发生药物性肝损伤。此时如果再喝酒，很有可能会成为"压垮肝脏的最后一根稻草"。此外，吸烟会降低幽门螺杆菌的根治率（约 10%），因此根除治疗期间严禁饮酒，建议戒烟。

72

想要提升疗效，可不可以更改服药的剂量和时间

国际上目前推荐"铋剂四联"药物治疗方案：质子泵抑制剂（PPI）＋铋剂＋2 种抗菌药物作为根治幽门螺杆菌的首选方案，用药天

数 14 天。也有部分临床研究表明，用药天数缩短至 10 天并不影响根治的成功率。让我们来一起看看，标准的四联疗法是怎样的吧！

四联疗法：（PPI+ 铋剂）（2 次／天，餐前半小时口服）+2 种抗菌药物（餐后口服）。标准剂量 PPI 为艾司奥美拉唑 20 mg、雷贝拉唑 10 mg（或 20 mg）、奥美拉唑 20 mg、兰索拉唑 30 mg、泮托拉唑 40 mg、艾普拉唑 5 mg，以上选一；标准剂量铋剂为枸橼酸铋钾 220 mg；抗生素使用方法见下表。

目前推荐的幽门螺杆菌根除四联方案中抗生素组合、剂量和用法

方案	抗菌药物 1	抗菌药物 2
1	阿莫西林 1 000 mg，2 次／天	克拉霉素 500 mg，2 次／天
2	阿莫西林 1 000 mg，2 次／天	左氧氟沙星 500 mg，1 次／天或 200 mg，2 次／天
3	阿莫西林 1 000 mg，2 次／天	呋喃唑酮 100 mg，2 次／天
4	四环素 500 mg，3 次／天或 4 次／天	甲硝唑 400 mg，3 次／天或 4 次／天
5	四环素 500 mg，3 次／天或 4 次／天	呋喃唑酮 100 mg，2 次／天
6	阿莫西林 1 000 mg，2 次／天	甲硝唑 400 mg，3 次／天或 4 次／天
7	阿莫西林 1 000 mg，2 次／天	四环素 500 mg，3 次／天或 4 次／天

具体用药方案必须根据专科医生的医嘱执行，这里每次剂量的毫克（mg）数，可以换算成片（粒）数，不同药厂的规格不同，比如克拉霉素，有 125 mg、250 mg 的不同含量，那么医嘱如果要求吃 500 mg，250 mg 的每次吃 2 粒，而 125 mg 的就需要吃 4 粒。值得注

意的是，一旦开始根除治疗，要做好心理预期，因为用药可能对胃肠道产生刺激并破坏肠道菌群，导致腹胀、腹泻或便秘等胃肠道不良反应。就算发生这些不适反应，也千万不能随意停药。随意停止或中断治疗，不但可能不能完全根除细菌，造成此次治疗失败，而且容易引起抗生素耐药和菌群紊乱，使得下一次根除治疗将更加困难。但如果出现皮疹、眩晕、胸闷、心率异常等严重不适，应及时停药并就诊，咨询医生进行用药调整。

有些人认为根治用药"吃的时间越长，吃得越多，效果越好"，从而自行延长或加大服药时间和剂量。事实上，标准剂量的 14 天疗程的根治率已经大于 90%，是我国学者基于我国的研究结果创新、优化而成，疗效获得肯定，自行加大药物用量或疗程并不能进一步提升根治率，反而徒增治疗费用及不良反应。目前临床上新增了一种名为"大剂量二联方案"的幽门螺杆菌根治方法，即双倍剂量质子泵抑制剂（PPI）＋阿莫西林。该方案可以减少服药种类，提高患者依从性，但应该在专业医生指导或建议下进行治疗，切不可自行购药随意服用。

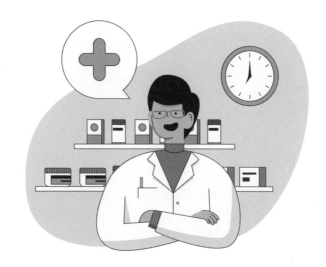

73

为何有的药物要空腹服用、有的要餐后服用

根治幽门螺杆菌的药物包括质子泵抑制剂、铋剂和两种抗生素，质子泵抑制剂和铋剂应该空腹服用，两种抗生素应在餐后服用。

因为进食后食物会通过直接刺激使胃黏膜的质子泵活化，促进胃酸的大量分泌，而质子泵抑制剂主要是与活化的质子泵相结合，从而抑制胃酸的分泌。因此，一般早上和晚上饭前半小时服用质子泵抑制剂，再进食后刚好在胃酸分泌的高峰期，药物的血液浓度也同时达到高峰开始起效，能够更好地发挥抑酸作用，而胃酸会使多数的抗生素不能发挥活性。因此，餐前服用质子泵抑制剂能更好地发挥抗生素的抗菌作用，同时还能降低胃液容量，相当于间接提高药物浓度，抗菌效果更好。最新的钾离子竞争性酸阻滞剂（P-CAB）类抑酸药由于不受胃酸的影响，可以空腹或餐后服用。

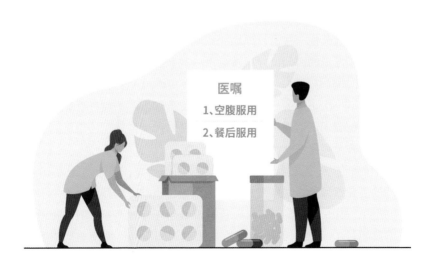

幽门螺杆菌受到胃黏膜表面的黏液层保护，目前根治幽门螺杆菌的药物中，只有铋剂可以透过黏液层直接作用于幽门螺杆菌，餐前服用更有利于铋剂充分接触胃黏膜从而发挥药效，除此之外，铋剂也有一定中和胃酸的作用，餐前服用能与质子泵抑制剂一起更好地产生作用。

两种抗生素餐后服用可以减轻药物不良反应带来的身体不适，如胃肠道刺激造成的恶心、呕吐、反酸、食欲减退、腹胀、腹泻等。但也要注意不要餐后立即服药，反而会影响药物的吸收，一般餐后半小时或 1 小时以后再服药，既能避免胃肠道刺激，药物吸收也快。

74

治疗期间服药遗漏了一天，需要重新开始根治吗

如果进行幽门螺杆菌四联疗法治疗期间断药了一天，但是之后仍按规律用药，一般不会影响疗效。

因为根据药物的半衰期和在体内的代谢，可能会持续发挥药效，不会导致效果减弱，不需要重新开始根治。如果平时依从性很好，偶尔因为忘记或其他一些意外原因导致晚服药物几个小时，立即补服就好了，如果发现的时间已经很接近下一次服药的时间（漏服药物时间超过用药时间间隔的一半以上），那就直接跳过上一次服药，当做漏服一次，下一次正常服药就好，而且切记下次服药不要自行加倍或加大药物剂量服用，这样不仅不会获得"补救"的效果，还很可能因为药物过量放大不良反应，对身体造成伤害。

例如，本来定在早 8 点和晚 6 点服用的药物，服药间隔为 10 小时，早上 8 点漏服，如果发现时间为下午 1 点前，则补服，若是下午 1 点之后，则不再补服。平时服药很难做到一分钟不差，但是相差最好不要超过 1～3 个小时，尽量在固定的时间服药，能使血药浓度在尽可能小的范围内波动。

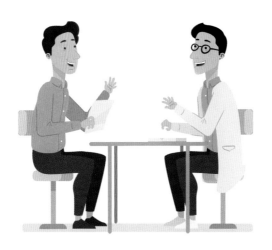

　　经常忘记服药者，可以选用分隔药盒，将同一时间服用的药放在同一个小格里，并贴上标签，随身携带或放在醒目的位置，也可以在早餐和晚餐前后的服药时段定上闹钟提醒或者使用服药卡，以免漏服。如果经常漏服药物，很有可能造成根治幽门螺杆菌失败，并且导致细菌耐药的产生，使再次治疗时的用药选择范围缩小，下次根治将更加困难。因此，偶尔漏服一次，关系不大，也不必过度担心和焦虑，最可怕的是连续两天或者两天以上都不服药！每天按时服药是防止耐药和保证根治成功的最大保障。

75

治疗结束后，何时复查呢

　　治疗结束后，应常规评估幽门螺杆菌是否根治，因为标准四联疗法的根治率也不是100%，而且由于耐药等原因的存在，目前幽门螺杆菌的根治率已有逐年下降的趋势。如果接受了幽门螺杆菌根除治疗后没有进行复查，万一幽门螺杆菌没有根治，那些存在胃黏膜萎缩和

（或）肠化生、消化性溃疡、有胃癌家族史或来自胃癌高发区的患者，病情将在幽门螺杆菌的影响下继续进展，甚至造成不可挽回的严重后果。

复查一般在停药4～6周后进行，复查的方式建议为碳-13或碳-14呼气试验，如果结果是阴性的话，代表此次根除幽门螺杆菌治疗成功。为什么不能在停药后马上复查呢？停药后，如有残留的幽门螺杆菌，其会处于抑制状态，此时马上检测，结果会呈阴性，但其实这些细菌有可能恢复活性，造成复查结果不准。如果停药后4～6周再复查，此时细菌活性恢复，检测结果就会呈阳性。如果复查间隔过长，如根治后3个月或半年再查，万一阳性就无法判断是前次根治失败还是根治成功后的再次感染。

复查时我们需要注意，应停用抑酸剂（如奥美拉唑、雷尼替丁等）至少2周，停用铋剂（胶体果胶铋、枸橼酸铋钾等）、抗生素（俗称的"消炎药"，如阿莫西林、氧氟沙星等）和某些有抗炎作用的清热解毒类中药（含有黄连、蒲公英等的药物）1个月以上，然后再进行复查。复查当天应空腹，检查前不能抽烟、喝水。

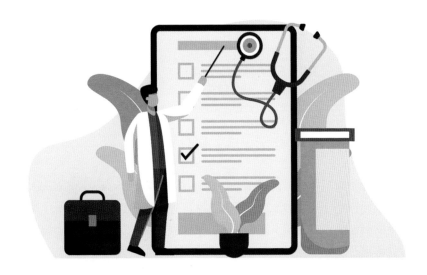

76

复查幽门螺杆菌哪种方法最好

由于我国目前感染幽门螺杆菌的人群基数较大，人与人之间互相传染的风险较高，不少杀菌成功的人都有定期进行幽门螺杆菌复查的需求。那么，复查幽门螺杆菌应该选择哪种方法好呢？

幽门螺杆菌的检测方法包括需要胃镜活检胃组织的组织学检查、幽门螺杆菌培养和快速尿素酶检测等侵入性方法，以及不需要胃镜活检的碳-13或碳-14呼气试验、粪便抗原试验和血清学抗体检测等非侵入性方法。上述方法均可用于幽门螺杆菌的检查。对于幽门螺杆菌的复查，侵入性操作痛苦大，患者接受度低，故不推荐使用侵入性操作进行复查。血清学抗体检测成本低，较为简便，但由于该方法检测的是血液中的幽门螺杆菌抗体，即使胃内的幽门螺杆菌被清除，血液中的抗体仍然有可能存在，造成假阳性的结果。抗体检测阳性，只能说明患者曾经感染过幽门螺杆菌，不能说明患者体内仍然存在幽门螺杆菌，所以抽血检查不能用于幽门螺杆菌的复查。

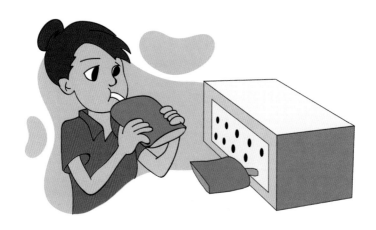

针对幽门螺杆菌根治后的复查，推荐采用碳-13 或碳-14 尿素呼气实验进行检查，是判断幽门螺杆菌是否被根治的"金标准"。该方法可识别胃部是否存在幽门螺杆菌的感染，为非侵入性检查，无痛苦，且灵敏度和特异度高，是根治后复查幽门螺杆菌的首选方法。

77

一次幽门螺杆菌根除治疗失败，还要进行第二次根除治疗吗

明确有幽门螺杆菌现症感染，排除抗衡因素（如伴有严重疾病、难以承受治疗药物的不良反应和高龄等）进行幽门螺杆菌根除治疗的，如果因为各种原因导致根除治疗失败，应该尝试进行第二次补救根除治疗，疗程依然是标准的 14 天，但注意两次治疗中间需要间隔3～6 个月，这样既可以降低抗生素等药物不良反应发生风险，也可以提高再次治疗的成功率。因为幽门螺杆菌在被药物作用后如果没有被根治，会发生球形变并逃避药物的杀伤作用，此时如果继续给予根除治疗，不但难以根治幽门螺杆菌，还可能诱发或加重细菌对抗生素的耐药性。两次治疗保持一定的间隔时间，除了可以降低由于短期内反复应用抗生素导致的相关不良反应发生风险（如抗生素相关性胃肠道菌群失调），还可以使发生球形变的细菌有时间和机会恢复到正常的生长状态，并有可能降低细菌对抗生素的耐药性，从而提高再次根除治疗的成功率。经常有患者担心间隔时间过长，导致胃内病变加重，其实幽门螺杆菌感染多在儿童期获得，只是患者发现感染的时间多是在成年期，相对于漫长的感染时间，间隔几个月的时间并不算长，等待是为了获得更好的治疗效果和最低的治疗风险。在此期间，消化不良症状明显者可先进行对症处理，同时建议患者戒烟或减少吸烟，以提高下一次根除治疗的成功率。

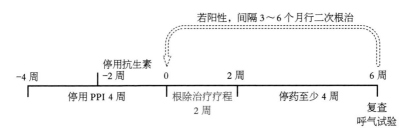

若阳性，间隔 3～6 个月行二次根治

停用抗生素
-2 周

-4 周　　　　　　　　　　0　　　　　　　2 周　　　　　　　　　　6 周

停用 PPI 4 周　　　根除治疗疗程　　　　停药至少 4 周
　　　　　　　　　　2 周　　　　　　　　　　　　　　　　复查
　　　　　　　　　　　　　　　　　　　　　　　　　　　　呼气试验

幽门螺杆菌整体根治过程

如果连续规范的不同药物组合方案根除治疗 ≥ 2 次仍未成功，称为难治性幽门螺杆菌感染。在第二次治疗失败 3～6 个月后，建议转诊到经验丰富的医生或具有耐药性检测条件的机构进行进一步检查治疗。与主治医生充分交流用药细节，分析此前多次治疗失败的原因，采取相应的对策，大多数的原因是耐药，少数可能是依从性差、药物不耐受等因素所致。根据个体化原则确定新的治疗方案，并不是简单地重复用上一次的药物，充分了解各个注意事项、可能的不良反应及对策，利用服药提醒卡等方法提高服药依从性。

"最好的补救方案是提高初次治疗根治率"，应该尽可能提高第一次的根治率，"首战即决战"，不要寄希望于根除治疗失败后的再补救。

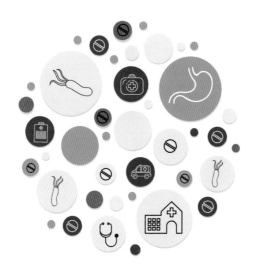

78

有可以杀灭幽门螺杆菌的牙膏吗

目前市场上有很多商家售卖所谓的抗幽门螺杆菌牙膏、漱口水等产品，因此大家可能会存在疑虑，这些产品到底有用吗？能否真正起到杀菌的作用呢？

胃部是幽门螺杆菌的主要定植场所，任何无法作用于胃部的药物都无法满足治疗的核心要求，以有效根治幽门螺杆菌。常规抗菌治疗通过组合服用多种抗菌药物的方式给药。当药物从消化道吸收入血后作用于胃部的幽门螺杆菌。从这个角度看，牙膏很难对胃部定植的幽门螺杆菌产生治疗效果。

然而，口腔部位的杀菌也并非对人体毫无益处。研究表明口腔极有可能是幽门螺杆菌定植的次要场所。近年来的研究相继从口腔唾液、牙菌斑中成功培养出幽门螺杆菌，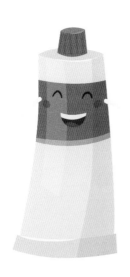因此部分学者认为幽门螺杆菌根治后的再次感染极有可能与口腔唾液携带幽门螺杆菌病原吞咽入胃有关，是幽门螺杆菌家庭内传播的"蓄水池"。有效的口腔卫生和健康的牙周状况可以减少这种传播，但目前临床尚缺乏统一的口腔幽门螺杆菌治疗方法。

目前市面上的牙膏、漱口水等产品，可能存在一定程度的抑菌效果，但其直接杀灭口腔定植幽门螺杆菌的作用均不明确，因此消费者面对商家的宣传应保持谨慎的态度。

79

有可以杀灭幽门螺杆菌的保健品吗

保健品是保健食品的通俗说法。我国《保健（功能）食品通用标准》将保健食品定义为："保健（功能）食品是食品的一个种类，具有一般食品的共性，能调节人体的功能，适用于特定人群食用，但不以治疗疾病为目的。"所以，从保健品的定义上来看，保健品≠药品，我们应该清晰认识保健品和药物的区别。

保健品的作用更多是补充营养、辅助健康，而幽门螺杆菌已经被多部国内外共识明确为一种可以在人和人之间传播的病原体，幽门螺杆菌胃炎是可以引起腹痛、腹胀、消化不良等症状的传染病。因此，我们应该正确认识幽门螺杆菌，放弃侥幸心理，寻求医疗机构的帮助，而非使用所谓各种类型的"保健品"。目前临床治疗幽门螺杆菌的方法经过了几十年科学严谨的临床验证，是已知不良反应最小而成

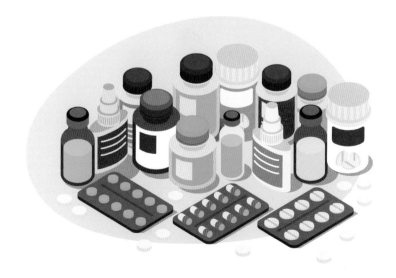

功率最高的治疗方式。质子泵抑制剂（抑酸药）+ 铋剂 + 两种抗生素的四联组合，及抑酸药（质子泵抑制剂，PPI）+ 大剂量阿莫西林的二联疗法都能够有效杀灭幽门螺杆菌，两种方案在非耐药情况下的有效根治率可达 85% 和 90% 以上。因此，我们呼吁患者坚持到正规医院就诊，警惕任何以杀菌为噱头的保健品。

80

我的大便变黑了，是杀菌导致胃出血了吗

很多人在服用幽门螺杆菌根治药物时，会出现大便发黑的情况，于是会紧张、焦虑，担心自己是否发生了消化道出血。先不要慌张，出现大便变黑的情况需要仔细辨认是"真出血"还是"假出血"。

在杀菌过程中出现黑便有可能是因为服用铋剂而出现的"假出血"。幽门螺杆菌根除治疗的四联疗法，包括 2 种抗菌药物联合质子

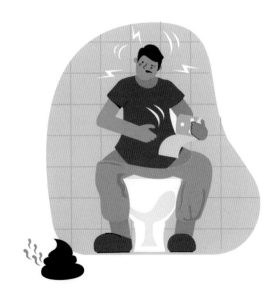

泵抑制剂以及铋剂。铋剂可在胃酸的作用下形成铋盐和胃黏膜保护层，可增加幽门螺杆菌的根治率，也可在胃肠道中被氧化形成黑色的代谢物，无法被胃肠道吸收，因此服用铋剂可导致黑便。服用铋剂导致的黑便经常出现在用药后 3～4 天，可在停药后消失，且只是单纯的大便呈黑色，无血腥味，无恶臭。

"真出血"一般是胃出血导致的黑便，特别是量较多时，呈现出黑亮色，像铺马路用的沥青。出现胃出血症状的患者往往有其他病史，如胃溃疡、肝硬化、血管性疾病、血液病等。此外，若平时服用抗血小板聚集药物，如氯吡格雷、阿司匹林；抗凝药物，如利伐沙班、华法林；非甾体抗炎药，如布洛芬等，也容易发生消化道出血。临床上辨别"真假"出血其实非常简单，可以去就近的医院或卫生服务中心检查粪常规以及粪隐血试验，来判断粪便中是否真的存在血液。若明确是"真出血"，则需要及时就医。

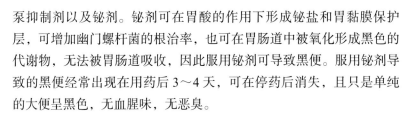

81

上吐下泻，杀菌过程为何如此痛苦

人类的消化系统中寄生着超过 1 000 种细菌，由这些细菌组成的胃肠道微生态是否稳定决定着胃肠道的健康与否。这就类似于一片郁郁葱葱的森林，生物种类越繁多以及群落结构越复杂，更有利于维持长期的稳定状态。定植于胃肠道的细菌在胃肠道环境中和人体有着复杂的物质交换过程，和机体的健康与疾病关系密切。

我们经常听到"是药三分毒"的说法，幽门螺杆菌的根治用药种类多，剂量大，时间长，不良反应也得到一定放大。如此大剂量的药物在清除幽门螺杆菌的同时，正常寄居在胃肠道中的菌群也会被影响，正所谓"杀敌一千，自损八百。"抗生素的使用会增加微生物的耐药性以及菌群失调，抗生素耐药基因转移在胃肠道中大量发生。简

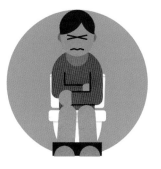
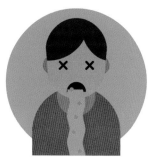

而言之，某些拥有耐药基因的菌群在抗菌药物中生存，优胜劣汰，从而导致胃肠道的生态紊乱。这些药物的叠加使用，如克拉霉素、甲硝唑、奥美拉唑在治疗幽门螺杆菌感染时均可严重扰乱肠道微生物。在治疗结束时，原有肠道的菌群的主导会发生改变，从而导致胃肠道不适症状发生的概率更高，进而出现上吐下泻的症状。不要太过于担心，抗生素在杀灭幽门螺杆菌带来的胃肠道稳态紊乱并非不可逆的变化，随着停药之后，肠道"生态圈"也是会自我修复，重新归回平衡，因此治疗带来的不适症状均可在停药后消失。研究表明，停药后约 2 个月肠道微生态逐渐恢复，停药后 8 个月可恢复至正常水平。

82

杀灭幽门螺杆菌治疗有风险吗

问题 81 中我们提到幽门螺杆菌的杀灭伴有一定的"代价"，因此在开始治疗前，还是要全面了解治疗风险，尤其是特殊人群，更要提前做好身体和心理的准备。

妊娠期以及哺乳期的安全用药选择较为有限，且治疗方案中四环素以及铋剂均有致畸作用。孕妇感染幽门螺杆菌，若无症状，建议在分娩以及停止哺乳后进行杀菌治疗。有相关的研究报道，孕期感染幽门螺杆菌会增加孕期呕吐的发生率，严重孕期呕吐可能会导致胎儿体重过轻、早产等，应综合考虑对胎儿的不利影响以及孕期不适症状的缓解之间的利弊关系，在医生的指导下酌情进行杀菌根除治疗。针对需要进行杀菌治疗的孕妇建议在第二、第三孕期接受治疗，另需严肃选择药物，推荐使用大环内酯类以及青霉素类药物，避免使用导致胎儿畸形的药物，如四环素、甲硝唑等。针对老年患者的幽门螺杆菌治疗与成人一致，需要关注抗生素的耐药性，有基础疾病的老年感染者需要关注药物之间的相互作用，是否会导致药效降低以及肾毒性作用。

四联疗法带来的菌群失调除了出现在消化系统中，还可能引起其他系统的菌群失调，如妇科系统中的有益菌被一同杀灭，有些患者出现难治性妇科炎症。归根结底是由于抗生素的滥用导致耐药菌的肆意生长引起的二重感染，在此，需要特别注意，避免抗生素的滥用。另外，阿莫西林是青霉素类药物，作为抗幽门螺杆菌最有效的抗生素之一，是治疗方案的重要组成部分。而青霉素过敏者的幽门螺杆菌的根除治疗方案慎用阿莫西林，推荐使用左氧氟沙星或甲硝唑搭配克拉霉素。在进行幽门螺杆菌根除治疗前，有必要进行青霉素皮试试验。

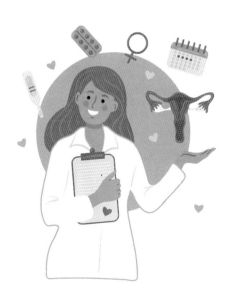

83

增强机体免疫力，幽门螺杆菌能"不攻自破"吗

　　人类机体有一套完整的防御系统，使大部分外来病菌在进入人体的短时间内就能够被消灭。针对幽门螺杆菌，人体至少有两层屏障。第一是胃酸的分泌。胃酸的 pH 约 0.9～1.5，和稀盐酸一样都属于强酸级别，能够有效杀灭食物中的病原体，防止其侵袭人体造成损伤。第二则是机体的免疫系统，对于已经入侵的外来物质人体会启动快速免疫应答，以消灭少量突破第一层屏障的漏网之鱼。然而再完善的系统也会存在漏洞。针对胃酸屏障，幽门螺杆菌一方面进化出耐酸的特殊属性，另一方面能够黏附在胃黏膜及细胞间隙以尽可能躲避胃酸环境。余下的幽门螺杆菌在感染机体后，首先被体内免疫细胞识别，进而引起机体免疫应答，但这些反应仅仅能杀灭部分幽门螺杆菌，不足以清除全部细菌。幽门螺杆菌可以通过 DNA 重排来调整部分基因的

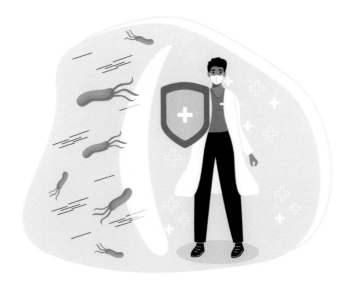

表达，从而削弱宿主抗体的识别，巧妙地利用漏洞逃避免疫系统的清除。此外，巨噬细胞作为机体的卫士，却也会经常拿幽门螺杆菌毫无办法，进一步引起幽门螺杆菌在胃内的长期定植并引起持续感染。若无法识破幽门螺杆菌的伪装，一味增强免疫系统的杀伤能力（即免疫力）只能是徒劳。幽门螺杆菌就像地毯里的灰尘一样顽固，我们的机体对其也是束手无策，必须要借助外来药物的力量才能彻底战胜它。

84

酒精能杀菌，那么喝酒能杀灭幽门螺杆菌吗

在与新冠病毒斗争的这几年中，酒精可以说是我们人类杀灭病毒最有力的武器。不仅对于病毒，酒精同样可以杀灭细菌，既然如此，那喝酒能否杀灭幽门螺杆菌呢？答案是：不能！

尽管在日常生活中我们经常使用酒精进行消毒，但并非任何状态的酒精都可以起到杀菌的作用，也并非任意部位的细菌都适合用酒精进行消杀。要知道，使用酒精杀菌需要满足严格的条件。首先，只有乙醇浓度在 60%～80% 之间的酒精，才会对病菌有真正的灭杀效果。乙醇浓度在 75% 左右时，酒精和细菌的渗透压最接近，其杀菌效率最高，杀菌效果最好；当乙醇浓度低于 60% 时，酒精虽然可以渗透进入病原体内，但不足以使病原体内的蛋白质凝固，因此也不能将病菌杀死；而当乙醇浓度高于 80% 时，反而会在细菌表面形成一层保护膜，阻止后面的酒精进入细菌，对细菌起到保护作用。

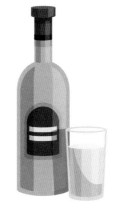

我们日常饮用的酒类饮品的乙醇浓度本身就不能达到杀菌的程度，此外在胃内大量的食物和消化液稀释下，胃内酒精的浓度远不能达到杀

菌的水平。此外，即便酒精在胃内能够维持杀菌浓度，其强大的杀伤作用也将同时对胃黏膜细胞造成严重损伤。酒精能够被用于体表环境的消毒杀菌，是因为有体表皮肤的保护，皮肤表层细胞可将酒精挡在皮肤外，阻止了其对人体正常组织和细胞的侵害，但是我们的内脏黏膜没有这样坚固的保护壳，因此所谓的喝酒杀菌更是无稽之谈。

85

吃大蒜能杀死幽门螺杆菌吗

食疗始终是老百姓健康话题中的常青树。其中，吃大蒜可以杀死幽门螺杆菌是出现较早、传播较广的说法。大蒜的鳞茎中含有一种被称为大蒜素的有机硫化合物，其学名是二烯丙基硫代亚磺酸酯。有实验表明，大蒜素对部分细菌具有一定的抑制作用，这可能也是上述吃大蒜杀菌这一说法的依据和来源。适当食用一些大蒜，确实可以抑制胃黏膜当中的一些细菌。但值得注意的是，实验中用到的大蒜素是浓度比较高的提纯物，而日常食用的大蒜中，这些杀菌物质含量非常的少。想仅仅依靠食用几瓣蒜是远远达不到实验中杀菌浓度的。并且大

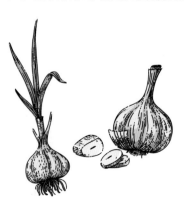

蒜是一种相当辛辣刺激的食物，大量食用大蒜收获的很可能不是对幽门螺杆菌的抑制作用，而是明显的"蒜味儿口气"和大蒜对胃部黏膜造成的强烈刺激，更有甚者会引起更为严重的胃肠道问题。

正如前文所述，我们应该认识到，幽门螺杆菌是一种可以在人和人之间传播的病原体，而幽门螺杆菌胃

炎是可以引起腹痛、腹胀、消化不良等症状的传染病。对于已经证实的疾病，患者应放弃侥幸心理，积极到正规医疗机构寻求治疗，而非迷信各种民间所谓的"偏方"。目前无任何证据表明通过日常食用大蒜能够清除胃内的幽门螺杆菌，因此我们不鼓励任何患者通过吃大蒜的方式来杀灭幽门螺杆菌。

86

中医可以治疗幽门螺杆菌吗

我国是幽门螺杆菌的高感染和高耐药国家，迫切需要开发新的治疗和预防策略以扭转当下的根除率逐步下降，耐药率逐步上升的严峻态势。近年来，中医药在幽门螺杆菌治疗领域取得了一些喜人的成果，被认为具有治疗幽门螺杆菌感染的巨大临床潜力。

研究表明部分中药制剂能够有效发挥抗菌作用，可能是可靠、安全、有效的潜在杀菌药物。除了中药方剂，其他中药活性成分如挥发油、黄酮类、生物碱、鞣质等也被证实具有抗幽门螺杆菌作用。然而，目前使用中药进行大规模临床应用治疗幽门螺杆菌尚没有在人群中开展，主要原因在于：① 目前尚不能有效提取中药中有效杀菌效果的成分；② 单味中药和复方制剂的药理基础有待进一步明确；③ 中医药治疗幽门螺杆菌的高质量临床研究相对不足，有待开展更多的临床研究。因此，为了更好地开发中医药在幽门螺杆菌治疗方面的作用潜力，仍需更多高质量的临床和

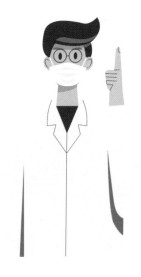

基础研究来提供科学依据，我们拭目以待。

此外，联合中药治疗幽门螺杆菌可能是解决目前因耐药率增加而导致幽门螺杆菌根治困难的有效方法，但现在仍处于探索与研究阶段。目前主流的四联抗菌治疗方案经过几十年的临床实践，可以肯定是安全且有效的，也是目前全世界都在使用的一线治疗方案。我们推荐幽门螺杆菌患者到正规医院，在专科医生的指导下接受临床常用的一线治疗方案，以此获得最好的杀菌效果并最大程度上避免不良反应的产生。

87

吃了几天药，感觉好多了，可以不吃了吗

许多人都是因为消化道症状去医院就医，然后查出幽门螺杆菌的，所以会认为，如果症状缓解，那就代表已经杀菌成功。其实并不然，"感觉好多了"并不是停止服药的指征。

"感觉好多了"并不一定意味着幽门螺杆菌已经被杀灭。在幽门螺杆菌的标准治疗方案中，通常会选择包含质子泵抑制剂和抗生素的四联治疗方案。很多情况下，消化道症状由胃酸分泌增多引起，而质子泵抑制剂的主要作用是抑制胃酸分泌，因此所谓"感觉好多了"，可能只是因为胃酸分泌减少从而缓解了消化道的症状。

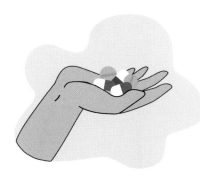

另一方面，质子泵抑制剂可以对幽门螺杆菌的活性起到抑制作用，未足量足疗程用药仅能使幽门螺杆菌的活性得到抑制或使部分幽门螺杆菌被杀灭，并不能有效杀灭胃内全部的幽

门螺杆菌。如果中途停药导致幽门螺杆菌没有被完全根治，更会使幽门螺杆菌死灰复燃，在一段时间以后重新达到阳性水平。同时，"幸存"的幽门螺杆菌会产生耐药性，将更难以根治。我们建议，杀菌治疗过程中不能提前停药，需足量足时服用。幽门螺杆菌的杀菌过程只有严格遵守医嘱，才能获得最大的收益，省去不必要的麻烦。

88

杀菌反复失败，该怎么办

目前，全世界普遍使用四联疗法来治疗幽门螺杆菌感染，但这种疗法也并非"常胜将军"，其杀菌的成功率约 80%～90%，即在接受正规四联疗法的患者中，总有部分患者会发生杀菌失败，也有些人却会出现杀菌反复失败的情况，这到底是怎么一回事呢？

对于反复杀菌失败的幽门螺杆菌患者，我们首先建议其认真核对是否严格按照医生的医嘱，按时足量服用抗菌药物。由于常规四联治疗方案需要同时并长期服用多种药物，往往导致了患者服药的依从性较差，经常吃了这顿忘了下顿，或者分不清餐前还是餐后服药。部分患者在间断服药、减少药量、用药时长不足的情况下会导致杀菌效果大打折扣，进而导致杀菌失败。

杀菌治疗反复失败的另一个主要原因是抗生素耐药。幽门螺杆菌耐药是我国乃至全球面临的主要难题。在标准四联疗法中，常用的抗生素有阿莫西林、克拉霉素、甲硝唑、左氧氟沙星、四环素、呋喃唑酮等，目前，幽门螺杆菌对克拉霉素、甲硝唑、左氧氟沙星等抗生素的耐药率正不断升高。研究显示，我国幽门螺杆菌对克拉霉素、甲硝唑、左氧氟沙星的原发耐药率分别达到 28.9%、63.8% 和 28%，这是造成少部分患者反复杀菌失败的重要原因。对于已经严格遵守医嘱，足量足疗程服药后仍根除治疗失败的患者，我们建议进行药敏试验，明确患者对哪些抗生素耐药后再次进行针对性治疗。

89

治疗幽门螺杆菌需要做手术吗

治疗幽门螺杆菌一般不需要做手术。

目前铋剂四联疗法（质子泵抑制剂＋铋剂＋2 种抗菌药物）是主要的根治幽门螺杆菌方案，只需要在专业消化科医生的指导下，每天吃 4 种药，连续吃 14 天，然后停药 4～6 周复查治疗效果即可。如果遵医嘱足疗程规律服药，幽门螺杆菌的根治率可以达到 85%～94%，而且成年人根治后的 5 年再感染率＜5%，平时注意防护即可。

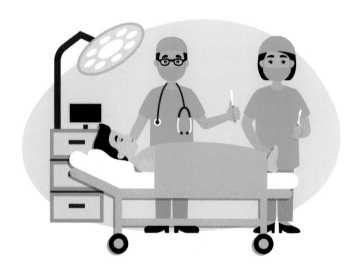

部分患者因为幽门螺杆菌长期感染导致的消化性溃疡并发大量或反复出血等情况，内科治疗无效，或并发急性穿孔，严重的可能需要手术治疗，一些难治性溃疡、复合性溃疡或特殊部位的胃溃疡也需要手术，但这些与幽门螺杆菌的根除治疗本身无关。相反，根治幽门螺杆菌不仅可有效预防消化性溃疡和幽门螺杆菌相关的消化不良，而且可以降低胃癌的发生风险，幽门螺杆菌感染是目前预防胃癌最重要且可控的危险因素。我国是胃癌高发国家，而且我国发现的胃癌多数处于晚期，预后差，根治幽门螺杆菌可以降低胃癌发生率，尤其是早期根治效果更加明显，自然也可以避免治疗胃癌所需的手术治疗。

90

根治幽门螺杆菌，会导致肠道菌群紊乱吗

胃肠道的健康和寄居在胃肠道的微生物息息相关，它们与宿主互相作用、互相依赖、共同进化，形成了一个动态稳定的微生态系统。幽门螺杆菌感染时，幽门螺杆菌作为胃肠道的优势菌群，导致胃黏膜的持续性损害，掠夺了正常寄居在胃肠道中菌群生存资源，改变了胃肠微生态的组成，因此我们建议就幽门螺杆菌感染时进行根除治疗。但是在幽门螺杆菌根除用药的过程中，抗菌药物、质子泵抑制剂均会导致肠道菌群紊乱。幽门螺杆菌根治的关键是质子泵抑制剂的抑酸作用以及抗生素的杀菌作用，胃酸的降低会导致自身的天然屏障削弱，促进某些病原菌的生长，对菌群结构产生影响；而抗生素的使

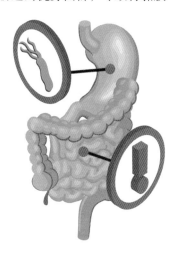

用，导致某些对药物敏感的菌株逐渐减少，而拥有耐药基因的菌种逐步增加，各种肠道细菌的数量和比例失衡，如肠道内的条件致病菌如大肠埃希菌、志贺菌等比例升高，并且侵占了正常菌群的生存资源，也就出现了肠道菌群紊乱。但这种紊乱是能够在停药后再次恢复平衡的，大约 2 个月肠道菌群微生态可以逐渐恢复，至停药后 8 个月肠道菌群可恢复至水平。

从另一个角度看，幽门螺杆菌感染势必夺占胃十二指肠内菌群生态圈的主导，导致原有正常寄居的菌群多样性和丰度减少，引起菌群失衡的问题，因此从长期健康的角度看，根治幽门螺杆菌也有助于胃内菌群多样性和丰度逐渐恢复。

91

是否可以以"菌"制"菌"，用益生菌治疗幽门螺杆菌

使用益生菌可以促进正常营养物质吸收、稳定胃肠道的微生态环境，调节肠道菌群平衡，也可减轻某些疾病带来的胃肠道炎症。益生菌可以作为幽门螺杆菌根除治疗的辅助方案，可部分降低根除治疗药物带来腹泻、呕吐等不良反应发生率，可减少患者的不适感，也可提高耐药幽门螺杆菌患者的根治率。

幽门螺杆菌持续在胃环境中定植的第一步是黏附，它通过与胃上皮细胞上的受体结合从而实现胃上皮定植。而某些益生菌菌种，如嗜酸乳杆菌可以和幽门螺杆菌竞争性结合特定的受体，从而抑制幽门螺杆菌的黏附。亦有相关研究指出，益生菌菌株可以与幽门螺杆菌菌株通过特殊的分子相互粘连，抑制幽门螺杆菌定植。益生菌可以分泌某些抗菌物质抑制幽门螺杆菌生长，如双歧杆菌、乳酸杆菌能够产生细菌素、有机酸等物质抑制幽门螺杆菌定植生长。

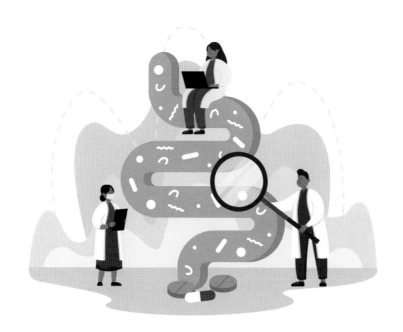

增加益生菌可以作为辅助根治幽门螺杆菌的方案，但是单纯服用益生菌无法起到完全的杀菌作用。然而具体哪种益生菌的效果好，合适的服用剂量是多少，目前还没有明确的科学依据。另外，对于幽门螺杆菌根除治疗过程中是否需要添加益生菌，应以个体为异，如有些患者本身较他人更容易腹泻，在杀菌治疗过程中可额外添加益生菌。

92

哪些人需要立刻进行根治杀菌

幽门螺杆菌在全球范围内的感染率都在逐年增高，特别是在我国，感染率可达 50% 以上。那么，在庞大的感染人群中，哪些人需要立刻进行根除治疗？

一般来说，所有幽门螺杆菌阳性的成年患者均应接受幽门螺杆菌根除治疗，特别是那些合并有消化性溃疡、胃黏膜相关淋巴组织淋巴瘤（胃 MALT 淋巴瘤）、慢性活动性胃炎、增生性胃息肉的患者。那些需长期服用非甾体抗炎药（如散利痛、布洛芬等）和质子泵抑制剂（如奥美拉唑、雷贝拉唑等）者，在服药前进行幽门螺杆菌的根除治疗可降低这些药物引起的不良反应。此外，有胃癌家族史的感染者进行根治杀菌治疗可降低胃癌的发生风险。

目前不推荐 14 岁以下的儿童进行幽门螺杆菌根除治疗。与成人相比，儿童患严重的消化性溃疡、萎缩性胃炎以及胃癌的风险较低，其次抗菌治疗带来的不利因素较多，如抗生素的选择余地小。可以用于儿童根治幽门螺杆菌的抗生素仅有甲硝唑、替硝唑、克拉霉素和阿莫西林，而各地甲硝唑以及克拉霉素的耐药率较高。且儿童肝肾功能发育尚不全，幽门螺杆菌根治药物的不良反应风险较成人高。此外，儿童服药的依从性相对较差，不按时规律服药会降低幽门螺杆菌的根治效果。儿童幽门螺杆菌感染具有一定的自发清除率，且根治后再感染的可能性高于成年人。若儿童幽门螺杆菌感染合并患有消化性溃疡、胃黏膜相关淋巴组织淋巴瘤，推荐进行根除治疗。

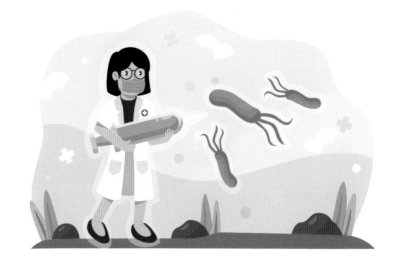

针对幽门螺杆菌感染的老年患者需进行根治杀菌治疗，幽门螺杆菌根除治疗后，可有效缓解老年人消化道的症状。且针对已经出现萎缩性胃炎的老年人，幽门螺杆菌的根除治疗有益于减缓萎缩性胃炎进展。有些患有慢性疾病的老年人，需要长期服用抗血小板聚集药物、抗凝药物者，在服药前进行幽门螺杆菌根除治疗，可明显获益。

七、幽门螺杆菌的预防

93

预防幽门螺杆菌感染需要全家一起行动吗

幽门螺杆菌感染具有家庭聚集现象，可在家庭成员之间互相传播，因此，建议以家庭为单位对幽门螺杆菌进行检测与根治。幽门螺杆菌感染主要发生在儿童和青少年时期，这主要是因为中国人有对儿童咀嚼食物喂食的习惯。大量研究表明，家庭内传播是儿童感染幽门螺杆菌的主要途径，而儿童长期慢性感染幽门螺杆菌将会在一定程度上影响其生长发育。因此，以家庭为单位的幽门螺杆菌检测与治疗也可预防儿童幽门螺杆菌感染。除此之外，对幽门螺杆菌感染患者的家庭情况调查显示，配偶之间、同胞之间也存在相互传播的现象。而若只对其中一名幽门螺杆菌感染的家庭成员进行治疗，其他被幽门螺杆菌感染的家庭成员成为潜在的传染源，可以造成持续性传播。因此，幽门螺杆菌的预防需要全家一起行动。

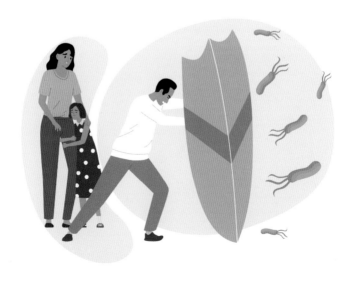

首先，对家庭成员进行宣教，提倡良好的卫生和饮食习惯，防止重复和交叉感染，如增强使用公筷、公勺的意识，提倡分餐制，避免食用受污染的食品和饮用受污染的水。其次，对幽门螺杆菌感染的成年家庭成员进行共同治疗，这将有助于减少根治后的再感染。而对家庭中的儿童幽门螺杆菌感染者，需根据风险获益评估和相关疾病状态进行个体化管理。

94

养成好的生活习惯，远离幽门螺杆菌

目前幽门螺杆菌主要通过口－口以及粪－口途径在人与人之间互相传播。口－口途径主要通过感染者的唾液传播，通常发生在家庭内的成年人与子女、夫妻之间或家庭内其他成员，通过共同进食、共用茶杯或牙刷等生活习惯互相传播。而粪－口途径主要发生在卫生条件

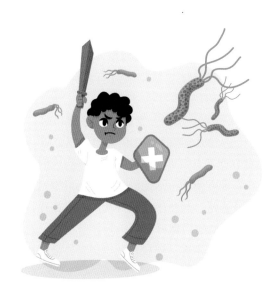

较差的地区，通过饮用被幽门螺杆菌污染的水源而感染。除此之外，多项研究报道，吸烟、大量饮酒以及饮食习惯如常食用甜食、腌制、高盐饮食和烧烤也会增加幽门螺杆菌的感染机会。因此，养成良好的生活习惯在一定程度上可以帮助我们预防幽门螺杆菌的感染。

首先，应杜绝长辈给幼儿口对口喂食的不良习惯，同时应提倡分餐或使用公筷、公勺进餐，这样可以杜绝幽门螺杆菌通过唾液进行传播；其次，避免食用受污染的食品和饮用受污染的水，并且在家庭生活中，应尽量避免共用茶杯、牙刷、牙刷杯等行为；此外，在饮食习惯上，应减少甜食、腌制品、高盐饮食和烧烤的摄入，避免进食生肉以及不干净的食物，增加牛、羊、鱼肉，谷物、绿色蔬菜、新鲜水果和绿茶等的食用，这在一定程度上也可以减少幽门螺杆菌的感染。最后，生活不规律以及工作压力大也会增加幽门螺杆菌的感染，因此我们也应尽量保证作息与饮食规律，保持心情愉悦并保证适当的运动以增强机体免疫力，降低幽门螺杆菌感染机会。

95

经常吃外卖、烧烤、小龙虾
对感染幽门螺杆菌有影响吗

随着我国餐饮行业的发展，食品外卖逐渐兴起。数据显示，我国外卖在线用户已从 2016 年的 0.63 亿人增长到 2020 年的 4.56 亿人。便捷的食品外卖节省了人们买菜做饭的时间，为人们的生活带来了许多便利。但外卖行业在便利生活的同时也在无形中增加了幽门螺杆菌的感染风险。调查显示，与从不食用外卖的人群相比，外卖食用次数＞ 3 次 / 周的人群感染幽门螺杆菌的风险显著增加。这可能是因为外卖餐厅的卫生条件良莠不齐，而较差的卫生条件会增加幽门螺杆菌的感染风险。

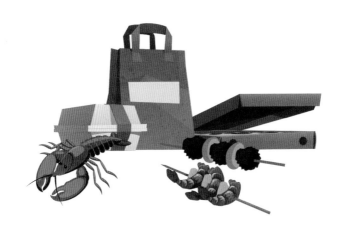

经常食用烧烤和小龙虾同样也是感染幽门螺杆菌的危险因素。研究调查显示，每周食用烧烤大于 3 次的人群幽门螺杆菌感染率最高，而从不食用烧烤的人群幽门螺杆菌感染率最低，这可能与幽门螺杆菌的口-口传播途径有关。此外，传统烧烤和小龙虾的制作环境一般较差，从制作到最后食用，接触的人员不仅多而且复杂，这极大地增加了幽门螺杆菌在人群中的传播风险。

因此，在日常生活中，我们应尽量加强饮食的卫生，同时注重饮食作息规律，适当运动，这些良好的生活习惯会使我们远离幽门螺杆菌的感染。

96

成功根治幽门螺杆菌后，还会再次感染吗

幽门螺杆菌感染后可产生血清抗体 IgG，这种抗体在细菌被根治后可长期存在，但却缺乏免疫保护作用。因此，成功根治幽门螺杆菌后人体仍有可能会发生再次感染。

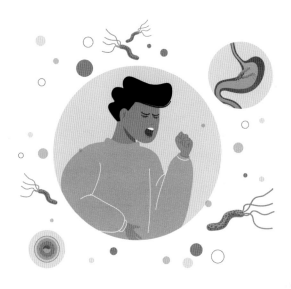

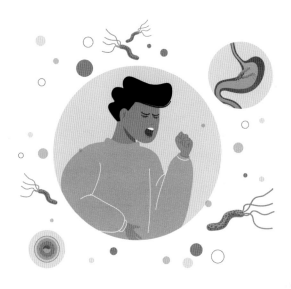

在幽门螺杆菌成功根治后（根除治疗结束后4～8周后碳-13或碳-14呼气试验阴性），间隔一段时间检测幽门螺杆菌感染再次出现阳性称为复燃。若前后两次阳性幽门螺杆菌菌株不同称为再感染，若前后两次幽门螺杆菌菌株相同，我们则将其称为复发。不同地区的幽门螺杆菌复发率和再感染率略有不同。据统计，幽门螺杆菌的全球年再感染率和复发率分别为3.1%和2.2%，韩国的一项研究表明，韩国的幽门螺杆菌每年再感染率为3.5%；我国一项研究表明，成年幽门螺杆菌感染患者成功根除治疗后1年和3年的复发率分别为1.75%和4.61%，收入低和卫生差是复发的危险因素。由此可见，虽然成功根治幽门螺杆菌后复发的概率较低，但仍存在再感染的风险，尤其是收入低和卫生条件差的地区。

因此，即使在成功根治幽门螺杆菌后，我们仍需重视幽门螺杆菌的防控与管理，包括：以家庭为单位的幽门螺杆菌检测与治疗；注意良好的卫生习惯；提倡分餐制度；增强公筷、公勺意识；多吃新鲜蔬菜水果，少吃油炸腌制食品；增强运动，保持心情愉悦等。

97

根治幽门螺杆菌能预防胃癌吗

肠型胃癌是胃癌的主要类型，其发生的过程为：正常胃黏膜→浅表性胃炎→萎缩性胃炎→肠化生→异型增生→胃癌。幽门螺杆菌感染可加速慢性非萎缩性胃炎、萎缩性胃炎、肠上皮化生这三个阶段的发展速度，对胃癌的发生起到重要作用。国内外多部医学指南也指出，幽门螺杆菌是胃癌可控的、最重要的危险因素，根治幽门螺杆菌可显著降低胃癌的发生风险，有效预防胃癌。近期，我国台湾马祖岛的一项长达 14 年的大规模根治幽门螺杆菌的队列研究显示，与 1995—2003 年相比，大规模根治幽门螺杆菌使我国台湾马祖岛地区的胃癌发生率和死亡率分别下降 53% 和 25%。此外，研究还预测，如果继续根治幽门螺杆菌，到 2025 年，该地区胃癌发生率将会进一步下降 68%。而在我国大陆南方地区，与幽门螺杆菌感染未治疗人群的胃癌发生率（4.31%）相比，幽门螺杆菌感染治疗人群的胃癌发生率（2.57%）显著降低，且幽门螺杆菌成功根治人群的胃癌发生率（2.56%）也显著低于幽门螺杆菌持续感染人群（6.07%）。同时，该研究还指出在无癌前病变的患者中，根治幽门螺杆菌可降低 63% 的胃癌发生。因此，众多证据表明，根治幽门螺杆菌能有效预防胃癌的发生，若无根治抗衡因素，建议所有幽门螺杆菌感染阳性患者进行幽门螺杆菌根除治疗。

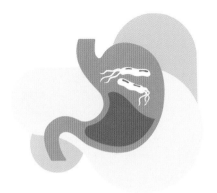

98

聚餐时如何做到远离幽门螺杆菌

人与人之间互相传播是幽门螺杆菌的重要传播途径，因此经常外出聚餐的人确实可能更容易感染幽门螺杆菌。在我国，聚餐有时往往难以避免，只要注意以下几点，就可以帮助我们在聚餐时与幽门螺杆菌"擦肩而过"。

首先，聚餐尽量选择卫生状况良好的饭店，因为在卫生状况差的饭店，它的食物及水源中就可能包含幽门螺杆菌，经常吃被幽门螺杆菌污染的食物大大增加了感染的概率。此外，卫生状况差的饭店，其人员也较为复杂。从制作到食用，接触的人越多，感染幽门螺杆菌的机会就越大。

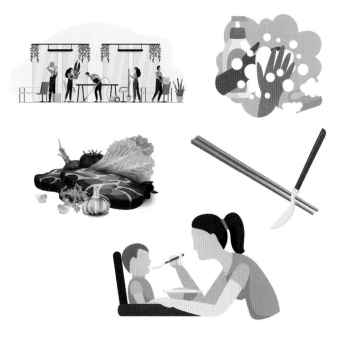

其次，饭前便后要认真且正确地洗手（手心、手背和手指缝都要用洗手液认真清洗）。勤洗手可以有效避免幽门螺杆菌的粪–口传播。

第三，尽量避免吃生冷食物，不喝不洁净的水。研究表明幽门螺杆菌可以在自然水体中存活1周，未经处理的水源食材很可能被污染，因此预防幽门螺杆菌感染重点原则之一就是不喝生水、不吃生食。

第四，提倡分餐制度或准备公筷、公勺。这样大家就能避免共餐所导致的幽门螺杆菌口–口传播的问题。

最后，纠正错误的喂食习惯。有些家长在聚餐喂孩子吃饭时喜欢自己先尝冷热或直接在自己口中嚼碎后喂给孩子。婴幼儿抵抗力弱，这种方法会增加孩子感染幽门螺杆菌的风险。

99

幽门螺杆菌有疫苗吗

作为一种传染性疾病，应用有效的疫苗进行幽门螺杆菌感染的预防／治疗理应是最佳的策略。但是，即使幽门螺杆菌疫苗的研究从20世纪90年代初便开始了，目前临床上也仍缺乏有效的抗幽门螺杆菌疫苗。由于技术等原因，幽门螺杆菌疫苗无法有效预防幽门螺杆菌感染。然而，随着全球抗生素耐药形势的日益严峻和幽门螺杆菌感染全球高流行率，幽门螺杆菌疫苗预防感染是一种有效和经济的策略。由于幽门螺杆菌感染后免疫反应的复杂性，

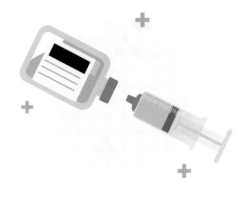

相关疫苗的研究仅看到了曙光。此外，相关疫苗短期国内尚不具备大规模应用于临床的条件。因此，幽门螺杆菌疫苗的研究仍然任重而道远。

100

如何科学看待幽门螺杆菌，让健康生活"无幽""无虑"

幽门螺杆菌是一种生活在胃内的革兰阴性螺旋杆菌，其主要通过人际相互传播。我国是幽门螺杆菌高感染国家，感染率达40%～60%，而一旦感染幽门螺杆菌，不经治疗难以自愈。

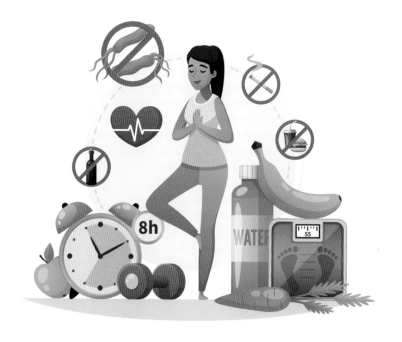

几乎所有幽门螺杆菌感染者都会发生慢性活动性胃炎，而 25%～30% 的人会发生不同程度的消化性溃疡、胃黏膜萎缩、胃恶性肿瘤等胃肠道疾病。此外，幽门螺杆菌感染还与缺铁性贫血、原发免疫性血小板减少症、自身免疫性疾病等胃肠道外疾病密切相关。1994 年幽门螺杆菌被世界卫生组织所属的国际癌症研究中心列为Ⅰ类致癌因子；2021 年底，美国第 15 版致癌物报告将幽门螺杆菌列为明确致癌物质。

虽然幽门螺杆菌与众多胃部疾病密切相关，甚至是胃癌的主导因素，但其并非不可治愈或预防。2019 年，《中国幽门螺杆菌根除与胃癌防控的专家共识意见》指出幽门螺杆菌感染是胃癌最重要的、可控的危险因素；根治幽门螺杆菌可降低我国的胃癌发生风险，有效预防胃癌。而近年我国开展的几项多中心长期随访研究结果也显示根治幽门螺杆菌对预防胃癌具有明显的远期效益。因此，只要我们及时根治幽门螺杆菌，胃癌及其他幽门螺杆菌相关疾病的风险将会大大降低。

当前，幽门螺杆菌的一线治疗方案是含铋剂的四联根治方案。据统计显示，铋剂四联治疗方案总体幽门螺杆菌根治率可以达 90% 以上。由此可见，只要我们遵循医嘱用药，幽门螺杆菌的根除治疗并不难。而在预防方面，我们应提倡分餐制度，聚餐时采用公勺、公筷，注意饮食卫生，养成良好习惯，加强体育锻炼。相信在未来，我们能够远离幽门螺杆菌，过上"无幽""无虑"的生活。